Dr H. DEVILLE

le MÉDECIN POPULAIRE

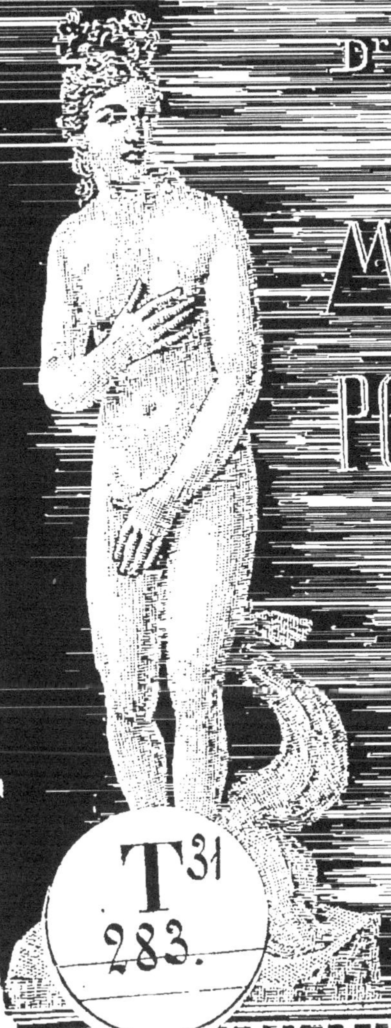

N° 14

QU'ON BOIT

CE QU'ON BOIT

XIV

Dr HENRY DEVILLE

LE MÉDECIN POPULAIRE

CE QU'ON BOIT

PARIS

L. BOULANGER, ÉDITEUR

90, BOULEVARD MONTPARNASSE, 90

CE QU'ON BOIT

I

LA PLUS PRÉCIEUSE BOISSON

On appelle boisson tout liquide introduit dans les voies digestives, soit pour calmer la soif, soit pour aider à la digestion, soit enfin pour flatter le goût et stimuler les organes.

Il y a des boissons naturelles et les boissons préparées.

L'eau est la seule boisson naturelle.

Sous le rapport de leurs effets sur nos organes, on distingue les boissons en rafraîchissantes et stimulantes. Les premières sont préparées avec des sucs de fruits. Les autres

sont d'abord toutes les liqueurs spiritueuses.
Certaines substances végétales servent à
faire des infusions bien connues, qui sont
aussi des boissons stimulantes.

Relativement à leur composition, les bois
sons se divisent en non fermentées et fermentées.

Les boissons sont, avons-nous dit, desti-
nées à favoriser la digestion des aliments, et
à étancher la soif en réparant les liquides de
l'économie.

Le principe de toute boisson est l'*eau*, qui
entre dans la composition des tissus, des organes, du sang et des humeurs, et en constitue la plus grande partie. Or, comme une
partie de cette eau se dégage à chaque instant de l'organisme par la perspiration pulmonaire et cutanée, par la sécrétion urinaire,
etc., et que les aliments n'en contiennent,
suivant leur nature, que de 70 à 90 0/0, il
était nécessaire d'en introduire, plus ou moins
fréquemment, une quantité nouvelle pour réparer ces pertes. Mais toute espèce d'eau ne
peut servir de boisson; quels sont donc les

caractères d'une bonne eau potable? L'eau est potable quand elle est limpide, légère, aérée, fraîche en été, tempérée en hiver, sans odeur, d'une saveur franche, vive et agréable, c'est-à-dire ni fade, ni piquante, ni salée, ni douceâtre, ni acerbe, ni sulfureuse.

Elle doit tenir en dissolution une proportion d'acide carbonique et de substances minérales, et être exempte de matières organiques.

Elle doit bouillir sans se troubler ni former de dépôt; cuire les légumes secs et les viandes sans les durcir; dissoudre le savon sans former de grumeaux. Elle ne doit occasionner ni trouble, ni pesanteur dans les digestions.

L'eau pure est parfaitement limpide et incolore; toute eau qui offre une nuance de coloration doit être filtrée, car elle contient des substances étrangères, surtout terreuses; mais une eau transparente et limpide n'est pas nécessairement une eau pure.

Il ne faut pas, en effet, confondre la pureté

avec la limpidité. Dans le sens chimique, pureté veut dire absence de matière étrangère; or, dans ce cas, l'eau la plus pure serait l'eau distillée. Mais cette eau, privée de toute espèce de sels, et contenant à peine quelques traces d'air atmosphérique, est fade, pesante à l'estomac et dispose aux indigestions. Elle ne peut servir longtemps à la consommation d'une même personne.

L'eau potable doit, au contraire, contenir une certaine quantité de matières étrangères. Celles qui sont utiles sont : l'air atmosphérique, l'acide carbonique, le chlorure de sodium, le bicarbonate de chaux qui concourt au développement des os, etc.

Ces principes rendent l'eau sapide, légère et digestible, tandis que les sels calcaires et les matières organiques en altèrent la qualité, et la rendent nuisible.

Les substances salines contenues dans l'eau sont nécessaires à l'entretien de la vie; elles sont absorbées comme les matières alimentaires, font partie de nos organes, et sont renouvelées de même que toutes les parties de l'organisme.

L'absence d'odeur et de saveur n'est pas non plus un indice de la qualité d'une eau, car celle qui est chargée de carbonate de chaux ou de magnésie en excès, ou de sulfate de chaux, appelée dure et crue, est indigeste quoique inodore (1); et les matières organiques, quand elles ne sont pas putréfiées, ou qu'elles n'existent qu'en petite quantité dans l'eau, n'en modifient guère la saveur.

Nous étudierons bientôt l'emploi qu'on peut faire des eaux, suivant les qualités que leur communique leur provenance ou origine, la quantité dont on fait usage et leur température.

Mais avant nous dirons qu'on peut encore diviser les boissons en aqueuses, acidulées, fermentées, spiritueuses et aromatiques.

Les boissons aqueuses comprennent les

(1) L'eau potable évaporée ne doit pas donner plus de 50 centigrammes de résidu par litre.

eaux de rivières, de canaux, de marais, de pluies, de sources et de puits.

L'eau de rivières est celle qui réunit les qualités désirables, surtout lorqu'elle coule rapidement sur un lit de sable ou de roc. Elle constitue la boisson par excellence.

Si, contrairement à l'opinion des anciens, nous n'avons point admis dans les diverses espèces d'aliments un principe commun toujours identique et exclusivement assimilable, il n'en est pas de même à l'égard des boissons ; car celles-ci ont toutes un principe commun exclusivement propre à réparer certaines pertes de l'économie : ce principe, c'est l'eau.

Sans être aussi enthousiaste de cette boisson que certains hygiénistes, nous dirons que les personnes habituées aux toniques se trouvent ordinairement fort mal de l'usage exclusif de l'eau ; que pour d'autres elle diminue l'excitation dont l'estomac doit être le siège pour la digestion, mais c'est une erreur de croire qu'elle engendre des crudités.

Les eaux de pluies reçues dans les citernes sont excellentes, pourvu qu'elles n'aient pas été en contact avec des métaux (fer ou plomb). Les eaux de sources ne sont que des eaux de pluies filtrées à travers la terre. Selon les terrains qu'elles traversent elles sont ou non potables. Les eaux de canaux, de marais, renferment des matières végétales et animales suivant la lenteur du courant, ou relativement à leurs masses : il faut les faire bouillir, les filtrer à travers le sable ou le charbon pulvérisé, et leur donner de l'air si l'on est forcé d'en boire. Les eaux de puits manquent d'air et contiennent des matières calcaires ou salines qui les rendent impropres à l'usage domestique. Quant à l'eau froide bue, quand le corps est en sueur, elle peut causer des accidents redoutables, inflammations, la mort même.

Les *boissons acidulées* sont la limonade, l'orangeade, l'eau vineuse, etc., dont se trouvent bien seulement les tempéraments sanguins et bilieux.

Les principales *boissons fermentées* sont :

le vin, le cidre, la bière, le poiré, le cormé, etc.

Les principales *boissons spiritueuses* ou alcooliques sont : l'eau-de-vie, le rhum, le kirsch-wasser, les différentes liqueurs de table.

Une petite quantité de vieille et bonne eau-de-vie, prise après le repas, est quelquefois utile, surtout pour les personnes habituées au toniques, ou pour les estomacs froids ; mais les enfants, les femmes et les vieillards doivent s'en abstenir sévèrement.

Les effets du rhum (eau-de-vie de sucre) et ceux de kirsch-wasser (eau-de-vie de cerises ou de merises) sont identiques à ceux de l'eau-de-vie. Quant aux liqueurs de table, elles sont moins excitantes et conviennent moins après le repas.

Les principales *boissons aromatiques* sont : le café et le thé.

II

L'ÉTAT DES BOISSONS AQUEUSES

L'eau froide ou fraîche, c'est-à-dire à la
température de 10 à 15 degrés, est une boisson agréable et salutaire. L'expérience a, en
effet, démontré que ceux qui en font leur
boisson habituelle, les buveurs d'eau, comme
les appellent, par une sorte de dédain, ceux
qui ont le culte du vin, jouissent d'une meilleure santé, d'un meilleur appétit, et vivent
plus longtemps. L'eau froide calme la soif,
et la soustraction de calorique qu'elle détermine aux parois de l'estomac, en se communiquant à tout l'organisme, en tempère la
chaleur. Son action sur l'estomac est suivie
d'une réaction qui exerce une action tonique

sur cet organe. Une petite quantité d'eau fraîche (1/4 de verre), prise une demi-heure ou une heure avant le repas, est le meilleur moyen d'exciter l'appétit. L'eau froide à une température plus basse, mais surtout à 0° et au-dessous, détermine dans la gorge (pharynx) une sensation de froid caustique et dans la région épigastrique un froid excessif, quelquefois douloureux, qui, en se propageant rapidement à toutes les parties du corps, en abaisse la chaleur générale et diminue ou supprime la transpiration.

La réaction se manifeste plus ou moins promptement suivant les individus et, par sa répétition, peut donner lieu à des congestions, à des inflammations des voies digestives ou des organes respiratoires.

Les accidents qui dépendent de l'ingestion des boissons froides se manifestent, principalement, quand ces boissons sont prises en grande quantité à la fois, ou dans l'intervalle des repas pendant la vacuité de l'estomac.

Pour en neutraliser l'effet, il convient de se livrer à la marche ou à un exercice musculaire, et de faire précéder la boisson froide d'un aliment, fût-il en petite quantité. Enfin, l'ingestion des boissons froides est encore nuisible, lorsque le corps est en sueur. Des gastralgies, des coliques violentes, des diarrhées cholériformes, des pleurésies, etc., parfois même la mort subite, peuvent en être la conséquence.

Plus leur température est basse, plus leurs effets peuvent être pernicieux. Aussi, les glaces, les boissons très froides doivent-elles être avalées lentement et par petites parties, après s'être échauffées dans la bouche ; on obtient facilement ce résultat en les buvant à l'aide d'un chalumeau.

Les accidents divers et nombreux, qui peuvent succéder immédiatement à l'ingestion d'un liquide glacé, cèdent quelquefois rapidement à l'emploi d'une boisson chaude aromatique, ou légèrement alcoolique, comme le thé, le punch, etc.

Dans l'économie domestique la nécessité de se procurer de l'eau fraîche, surtout en

été, où elle est si utile et si agréable, a fait
employer, sans avoir recours à la glace, divers moyens que je crois devoir vous expo-
ser. On peut appliquer des linges mouillés
autour des vases contenant de l'eau à rafraî-
chir; ou bien se servir d'alcarazas, vases
poreux qui, remplis d'eau, en laissent écou-
ler, à travers leurs parois, une petite quantité; celle-ci, comme dans le cas précédent,
s'évapore à mesure qu'elle arrive à la surface libre du vase, et détermine ainsi son
refroidissement. Vous obtiendrez en plus
grande quantité de l'eau fraîche, en faisant
usage d'un seau de toile forte, comme ceux
employés pour les pompes à incendie ou pour
la navigation. Une flanelle épaisse placée
dessus fait l'office de filtre ou de passoire;
un syphon, un robinet en bois, ou simplement un tuyau en toile adapté à la partie in-
férieure, sert à tirer l'eau. Ce réservoir est
suspendu à l'ombre, à un arbre ou à tout
autre objet; l'évaporation qui a lieu alors sur
la surface du seau, sous l'influence de la
brise, entretient une température intérieure
beaucoup plus basse que celle de l'air am-
biant. (Dr L.-A. Raimbert.)

L'eau chaude stimule l'estomac d'une manière immédiate, et y détermine un afflux sanguin par l'action directe du calorifique sur sa membrane muqueuse. Elle en active les fonctions et concourt à la dissolution de la pâte alimentaire. En même temps, elle accélère la circulation, et excite la transpiration qui débarrasse le corps de l'excès de calorique qu'elle lui a communiqué.

L'eau tiède est fade et ne désaltère pas. Elle frappe d'atonie la muqueuse gastrique, rend les digestions lentes et imparfaites, donne lieu à des nausées, à des vomituritions et parfois à la diarrhée.

Lorsque son usage devient habituel, surtout pendant les chaleurs de l'été, elle peut donner lieu à des inflammations gastro-intestinales, à des diarrhées chobériformes, à des dyssenteries, etc.

D'autres liquides que l'eau pure peuvent servir de boisson; ils comprennent les boissons acidulées dont je vous ai déjà parlé, les boissons fermentées, les boissons distillées

et les boissons aromatiques dont il sera question tout à l'heure.

La quantité des boissons aqueuses qu'il
est nécessaire d'ingérer, par vingt-quatre
heures, est subordonnée à un grand nombre
de conditions individuelles. Elle est déterminée par la soif, sensation qui indique le
besoin qu'éprouve l'économie de réparer les
pertes de liquides qu'elle a subies. Elle doit
être d'un litre au moins.

Bue en quantité exagérée, l'eau cause, au
moment de l'ingurgitation, une distension de
l'estomac, délaye le suc gastrique, diminue
son action et rend les digestions languis-
santes et incomplètes.

Absorbée par les veines, elle pénètre dans
le sang et est ensuite évoquée par les sueurs,
les urines, et quelquefois par les selles sous
forme de diarrhée plus ou moins abondante;
car l'organisme n'en conserve jamais que ce
qu'il faut pour maintenir la composition des
liquides et des solides. Ces évacuations, qui
entraînent avec elles une certaine quantité
de matériaux solides de l'organisme, sont,

par cela même, une cause d'affaiblissement et de débilitation. L'insuffisance ou la privation de boisson aqueuse donne lieu à une soif intolérable, qui est un véritable supplice et qui peut occasionner la mort.

SUBSTANCES SOLIDES DISSOUTES DANS L'EAU

ORDINAIRE

Les eaux courantes tiennent toujours en dissolution des matières solides, telles que du sulfate de chaux, des chlorures de potassium, de sodium ou de calcium, et des traces d'azotate : ces sels y existent, grâce à leur solubilité. Les eaux courantes contiennent, en outre, d'autres substances, comme le carbonate de chaux, le phosphate de chaux et la silice qui, insolubles dans l'eau pure, sont solubles dans l'eau contenant l'acide carbonique.

En portant l'eau à l'ébullition, on élimine l'acide carbonique, et, par suite, on détermine la précipitation de ces derniers corps. Pour recueillir les premières subtances, il faut évaporer à siccité. — Le poids total varie en général de 0 gr. 1 à 0 gr. 5 par litre d'eau.

Quelques réactions très simples permettent de constater la présence des principales substances contenues d'ordinaire dans les eaux courantes.

Carbonate de chaux. — La présence du carbonate de chaux se reconnaît en versant dans l'eau à essayer quelques gouttes d'une solution alcoolique de bois de campêche : cette liqueur jaune se colore en violet d'autant plus foncé, qu'il y a plus de carbonate ; elle se colore seulement en rose, s'il n'y en a qu'une petite quantité.

Sulfates. — On reconnaît la présence des sulfates en versant dans l'eau une solution d'azotate de baryte, qui donne un précipité blanc de sulfate de baryte, insoluble dans l'eau et dans l'acide azotique.

Chlorures. — On constate l'existence des

chlorures par l'azotate d'argent, qui forme un précipité blanc caillebotté de chlorure d'argent insoluble dans l'eau, mais soluble dans l'ammoniaque..

Chaux. — La présence de la chaux (qu'elle soit à l'état de sulfate, de chlorure, d'azotate ou de bicarbonate) se reconnaît par l'oxalate d'ammoniaque, qui détermine un précipité d'oxalate de chaux insoluble dans l'acide acétique, mais soluble dans l'acide azotique étendu.

Matières organiques. — La présence des matières organiques se reconnaît à ce que l'eau, portée à l'ébullition avec quelques gouttes de chlorure d'or, prend une coloration brune, due à la réduction du sel d'or.

L'eau distillée ne doit donner de précipité avec aucun réactifs.

Eau potable. — Pour qu'une eau soit bonne comme boisson, il faut qu'elle soit fraîche, sans odeur, d'une saveur faible, mais agréable ; elle doit cuire les légumes et dissoudre le savon.

Une eau ne remplit ces conditions que si elle est bien aérée, et contient en dissolution des matières minérales dont le poids peut varier de 0 gr. 1 à 0 gr. 5 par litre. La présence de l'acide carbonique, en quantité convenable, la rend agréable au goût et facile à digérer. L'eau privée d'air a un goût fade, elle est d'une digestion difficile; les goîtres, dont sont affectés les habitants des plateaux voisins des glaciers, sont dus, suivant Boussingault, à l'usage de l'eau non aérée qui provient de la fonte des glaces. Sur les navires, l'eau, obtenue par la distillation de l'eau de mer, doit être exposée à l'air avant d'être employée.

La présence du carbonate de chaux, du phosphate de chaux et du chlorure de sodium dans l'eau, est utile pour la nutrition en général, et pour le développement osseux en particulier. Le sulfate de chaux est, au contraire, nuisible dès qu'il atteint 0 gr. 2 par litre.

Eau crue. — Une eau qui laisse un résidu supérieur à 0 gr. 6 par litre, n'est pas potable; cette eau est lourde et indigeste ; on l'appelle eau crue.

Essai d'une eau potable. — On reconnaît facilement une eau potable à ce qu'elle ne donne à la teinture de campêche qu'une légère coloration bleue, et ne forme pas de grumeaux quand on y verse quelques gouttes d'une solution alcoolique de savon.

Les eaux chargées de matières organiques (eaux dormantes des mares et des étangs) doivent être rejetées : elles se corrompent trop facilement ; elles sont d'ailleurs privées d'oxigène, parce que ce gaz a été absorbé par la combustion lente des matières organiques.

Quand les eaux contiennent beaucoup de matières en suspension, on les clarifie en les filtrant à travers des terres poreuses.

IV

EAUX MINÉRALES

La médecine utilise partout les eaux dites minérales qui, soit en vertu de leur température (eaux thermales), soit en vertu des matières qu'elles ont dissoutes dans le sein de la terre (eaux minérales froides), exercent sur l'économie une action souvent énergique et sont, par suite, des agents thérapeutiques d'une grande efficacité.

Eaux gazeuses. — Les eaux gazeuses ont une saveur aigrelette ; elles moussent en dégageant de l'acide carbonique quand on les agite ; telles sont les eaux de seltz, de Pougues, de Soulzmatt, etc.

Eaux alcalines. — Les eaux alcalines ont une saveur âcre, elles verdissent le sirop de violette ; elles contiennent du bicarbonate de soude ; telle est l'eau de Vichy, celles de Vals, de Saint-Nectaire, d'Ems.

Eaux sulfureuses. — Les eaux sulfureuses ont une odeur fétide rappelant celle des œufs pourris ; elles contiennent du sulfure de sodium ou de calcium ; telles sont les eaux de Barèges, de Bagnères, d'Enghien, etc.

Eaux ferrugineuses. — Les eaux ferrugineuses ont une saveur styptique comme l'encre. Le fer s'y trouve, soit à l'état de bicarbonate, comme dans les eaux de Spa ou d'Orezza, soit à l'état de sulfate (eaux de Passy), soit enfin en combinaison avec un acide organique, l'acide crénique ou apocrénique (eaux de Forges, Seine-Inférieure).

Eaux salines. — Les eaux salines ont une saveur saline ; elles contiennent, soit du chlorure de sodium avec de petites quantités de bromure et d'iodure alcalins (eaux de Kreuznach), soit du sulfate de soude et du

chlorure de sodium (eaux de Carlsbald), soit
enfin du sulfate de magnésie (eaux de Sed-
litz, de Pullna, d'Epsom, etc.)

V

En buvant de l'eau de rivière traversant une ville on risque beaucoup d'attraper toutes sortes de maladies à cause des immondices qui y sont déversés.

C'est un véritable bouillon.

Vous avez peut-être entendu parler de l'humoristique fantaisie du conseil municipal, à propos de la répartition de l'eau de source et de l'eau de Seine entre les différents quartiers de Paris. Le conseil demandait que l'eau de Seine, quand l'eau de source est en quantité insuffisante pour toute la ville, fut distribuée exclusivement aux arrondissements riches, et l'on ne comprenait pas bien tout d'abord pourquoi les classes aisées devaient avoir seules le bénéfice de l'eau de Seine. Les interprétations malveillantes que pouvait susciter cette décision du conseil municipal tombent d'elles-mêmes devant l'explication originale suivante. Si l'on considère, en effet, ce qui se retire de la Seine pendant une année, on s'aperçoit aussitôt que l'eau de Seine n'est pas la boisson impure et malfaisante que l'on croyait, mais bien un bouillon nourissant, préparé avec les substances les plus variées. Voici l'énumération de ce qu'a fourni la Seine, dans la traversée de Paris pendant une année.

2,021 chiens, 977 chats, 2,257 rats, 507 poulets ou canards, 3,066 kilog. d'abats de viande, 210 lapins ou lièvres, 10 moutons, 2 poulains, 66 cochons de lait, 5 porcs, 27 oies, 27 dindons, 2 veaux, 2 singes, 8 chèvres, 1 serpent, 2 écureuils, 3 porcs-épics, 1 perroquet, 609 oiseaux divers, 5 renards, 130 pigeons, 3 hérissons, 3 paons et un phoque, etc., etc.

L'eau de Seine étant la décoction de tous

ces animaux vaut presque de l'extrait de viande. Il n'y a pas une recette de cuisine où il entre tant d'éléments pour la confection d'une soupe. Les estomacs des riches peuvent seuls supporter une alimentation aussi azotée, et en fin de compte on est forcé d'avouer que le conseil municipal a fait une prévenance délicate, et presque suspecte de courtisanerie, aux quartiers riches, en demandant pour eux le monopole de la consommation de l'eau de Seine pendant l'été.

Voilà de quoi rendre jaloux les provinciaux, qui ne trouvent certes pas chez eux de semblables éléments culinaires.

VI

L'eau est la meilleure de toutes les boissons.

L'eau est potable quand elle est fraîche, limpide, légère, aérée, sans odeur, d'une saveur vive, franche et agréable; lorsqu'elle cuit bien les légumes secs et dissout le savon sans former de grumeaux.

Les différentes espèces d'eau, les eaux de source et de puits sont les meilleures; les eaux de pluie et celles de rivière, non filtrées, sont médiocres; les eaux d'étang, de mares, etc., sont mauvaises.

L'eau rendue gazeuse par la présence de l'acide carbonique, qu'elle soit naturelle ou artificielle; est légèrement tonique et digestive.

L'eau acidulée par le suc acide des fruits tempère la soif, mais, prise en trop grande quantité, elle provoque la toux et trouble la digestion.

Il n'est pas bon de boire trop ni trop peu d'eau : un litre au moins, en moyenne, suffit par vingt-quatre heures,

L'eau froide ou fraîche est agréable et salutaire, prise en petite quantité, un peu avant le repas, elle est le meilleur moyen d'exciter l'appétit.

L'eau froide ou glacée peut être nuisible, lorsqu'elle est bue en grande quantité à la fois, quand l'estomac est vide, quand le corps est en sueur.

On peut neutraliser l'effet pernicieux des boissons froides, en les avalant lentement, par petites parties ou à l'aide d'un chalumeau; en les faisant précéder de quelque aliment; en se livrant à la marche ou à un exercice musculaire après leur ingestion ; ou enfin en les faisant suivre d'une boisson chaude et aromatique.

L'eau chaude est stimulante, active à la digestion et provoque la transpiration.

L'eau tiède est fade, débilitante et occasionne des dérangements des fonctions digestives

VII

LES APÉRITIFS ET LES BOISSONS A ESSENCES

L'habitude des apéritifs avant les repas est préjudiciable à l'appétit et par conséquent à la santé. Nous avons déjà eu l'occasion de dire que le meilleur apéritif était un verre d'eau froide. Boire de l'eau semble aujourd'hui un défi, on boit des alcoolats, pourtant nos pères ne connaissaient point tous les ingrédients alcooliques modernes et ne s'en trouvaient que mieux.

Les spiritueux produisent dans l'organisme les plus grands désordres, aussi faut-il autant que possible les proscrire.

M. Lancereaux a présenté il y a quelques

temps, à l'Académie de médecine, une étude intéressante sur l'action dans l'organisme des huiles essentielles ou essences que l'on distille avec l'alcool ou que l'on y ajoute; il vise aussi l'usage des boissons désignées la plupart sous le nom « d'apéritifs » : l'absinthe, les amers, le vulnéraire, etc., etc., qui occasionnent, suivant le savant clinicien, des accidents et désordres différents et plus terribles que les boissons alcooliques.

Depuis quelque temps, le goût des boissons spiritueuses s'est propagé d'une façon inquiétante; de plus, pour engager à la consommation, des industriels ont eu l'idée d'adoucir les liqueurs fortes avec du sucre et des parfums ou essences pour rendre la boisson plus délicate.

Les phénomènes qui résultent de l'action des boissons avec essences diffèrent suivant que l'intoxication est aiguë ou chronique. L'intoxication aiguë se manifeste par des désordres convulsifs qui ont la plus grande analogie avec l'attaque hystérique, auxquels s'ajoute souvent, mais non constamment, de l'ivresse.

L'intoxication chronique se manifeste, elle,
par des désordres qui affectent d'une façon
spéciale les différents modes fonctionnels du
système nerveux, la sensibilité, la mentalité
et la motilité. Les troubles de la sensibilité,
les premiers en date, ont une valeur séméio-
logique des plus grandes; ils consistent, au
début, en des sensations subjectives diverses
ayant pour siège les extrémités des membres,
les jambes et les pieds surtout. Ces sensations surviennent dans le lit, au moment où
les membres commencent à s'échauffer; elles
se traduisent tantôt par des engourdissements
tantôt par des picotements comparés à la
douleur produite par des piqûres d'épingle,
tantôt par des fourmillements et plus rarement par de la brûlure ou des élancements
douloureux dans la continuité des deux jambes. Assez souvent, une de ces sensations
est prédominante; mais dans beaucoup de
cas, elles existent simultanément chez le
même malade. Des extrémités, où elles ont
leur siège initial, elles s'étendent assez ordinairement vers la racine des membres, tout
en restant symétriques. Leur intensité est
telle dans certains cas qu'elles s'opposent au

sommeil, font jeter des cris aux patients qui demandent avec instance du soulagement et se plaignent de ne pouvoir dormir. La sensibilité objective, dans ces conditions, n'est pas moins profondement modifiée. Fortement exagérée tout d'abord, elle finit souvent par être diminuée. Les membres et le tronc sont le siège de ce désordre. Le simple attouchement de la plante des pieds est difficilement supporté et le chatouillement est tellement pénible qu'il fait bondir le patient, dont la peau, celle de la tête et des extrémités surtout se couvre de sueurs, et qu'il le ferait mourir s'il se prolongeait pendant un certain temps.

Cette funeste habitude de spiritueux aromatisés a envahi non seulement la classe ouvrière, mais encore une partie de la classe bourgeoise; chacun ignore les effets terribles et les propriétés toxiques de ces boissons; aussi M. Lancereaux veut-il instruire le consommateur des dangers qui le menacent; il voit, de l'extension de cet abus d'alcoolats, tout un cortège effrayant d'accidents nerveux qui peuvent donner les plus vives inquiétudes pour l'avenir de notre postérité. Il veut

une répression énergique et efficace contre
l'usage de ces boissons; aussi soumet-il à
l'approbation de l'Académie les conclusions
suivantes :

1° Toutes les boissons qui renferment ces
essences, liqueurs ou autres, y compris le
vermouth, sont des substances nuisibles à la
santé et trop souvent mortelles lorsqu'on en
abuse pendant un certain temps;

2° La mortalité produite par ces boissons
est excessive, en tout cas beaucoup plus
grande qu'on ne serait tenté de le croire, car
très souvent les malheureux qui s'y adonnent
sont emportés non par les phénomènes
toxiques eux-mêmes, mais par la tubercolose
qui résulte de leurs excès.

L'administration compétente a donc lieu de
se préoccuper des dangers qu'engendrent ces
boissons à essences, car, en augmentant la
mortalité, elles nuisent à la richesse et à la
puissance du pays.

Le moyen de remédier à ces inconvénients
serait sans doute de limiter le débit des spi-

ritueux et d'exiger des débitants des licences
et une moralité reconnue et, enfin, de frapper
d'un impôt particulier, autre que celui que
payent déjà les alcools, tous liquides renfermant des essences, et qui ne sont, en somme
que des boissons de luxe toujours nuisibles
et jamais utiles.

Nous approuvons complètement le savant
docteur dans sa lutte contre l'abus de l'alcool.
La dipsomanie devient une plaie sociale ab-
sorbant, sans aucun profit pour chacun, une
grande partie du salaire des travailleurs aux
dépens du bien être physique et social.

VIII

BOISSONS ALCOOLIQUES

L'eau-de-vie est le produit de la distillation du vin, ou plutôt des vinasses obtenues en épuisant, par l'eau, le marc des raisins qui ont servi à fabriquer le vin; elles sont aussi le produit de la fermentation et de la distillation de diverses autres substances : mélasses, sirops de sucre, froment, orge, seigle, pomme de terre, etc.

L'eau-de-vie, et surtout celle qui provient de la distillation du vin, est une liqueur stimulante, chaude, qui agit rapidement sur le cerveau, en raison de la forte proportion d'alcool (50 à 60 0/0) qu'elle contient.

Prise en excès, elle occasionne des maladies graves de l'estomac, du foie, des centres nerveux, des reins, etc.; car l'alcool ne se détruit pas par l'acte de la respiration.

Quelques minutes après son ingestion, on en retrouve les traces dans l'air exhalé des poumons, dans la transpiration cutanée et dans la sécrétion urinaire.

Introduit dans le sang, il est donc répandu par la circulation dans tous les organes et y occasionne les troubles et les désordres les plus fâcheux.

L'eau-de-vie à dose modérée jouit, sous un petit volume, des mêmes propriétés que le vin. Etendue d'eau, elle est comme lui un bon tonique, mais ne peut le remplacer. L'estomac supporte beaucoup mieux les vins naturels que l'eau-de-vie.

Des diverses eaux-de-vie entrées dans la consommation, celle de vin est la plus saine ou la moins nuisible.

L'utilité de l'eau-de-vie, comme celle des autres boissons dont l'alcool fait partie, est incontestable dans les pays froids et dans les saisons froides et humides, et aussi toutes les fois qu'il s'agit d'augmenter, de soutenir ou de réparer les forces musculaires; mais son action stimulante est de courte durée et promptement suivie d'une dépression, d'un affaiblissement qui porte à en renouveler l'usage et à en faire abus.

Les infusions de thé et de café ont sur elle une grande supériorité.

L'alcool, lorsqu'il est associé à l'huile essentielle d'absinthe, contracte des propriétés plus stimulantes et plus nuisibles.

Si, à petite dose, la liqueur d'absinthe peut, dans certains cas, stimuler la membrane muqueuse de l'estomac, développer l'appétit et activer la digestion, le plus souvent, surtout lorsqu'on en fait un usage abusif, elle manifeste des propriétés vénéneuses en déterminant une excitation désordonnée du système nerveux, et des convulsions violentes semblables à celles de l'épilepsie.

IX

ACTIONS DES LIQUEURS ALCOOLIQUES

Les liqueurs alcooliques principales sont les suivantes : le *rhum*, produit de la distillation de la mélasse de canne à sucre ; le *tafia*, tiré également de la canne à sucre ; le *genièvre* ou *gin*, provenant de la distillation des eaux-de-vie de grain ou de fécule avec des baies de genièvre ; le *kirsch*, obtenu par la distillation du jus et des noyaux de cerises noires ; le *rack*, liqueur tirée du riz fermenté ; le *whiskey*, obtenu par la fermentation de l'avoine ; l'alcool de *koumiss*, résultant de la fermentation du lait de jument ; l'*absinthe*, produite par la distillation de l'eau-de-vie sur les sommités d'absinthe ; le *curaçao*, liqueur formée d'alcool aromatisé avec des zestes d'oranges amères ; le *cassis,* préparé avec le fruit du cassis, infusé dans l'eau-de-vie ; l'*anisette,* mélange d'alcool et de sucre, aromatisé avec les fruits de l'anis étoilé ou badiane ; le *marasquin,* ou eau-de-vie de prunes et de pêches ; le *vermouth,* obtenu par la macération de plantes amères et excitantes dans du vin blanc ; le *bitter,* composé ou l'alcool est uni aux essences amères.

Enfin, on peut y ajouter toutes les préparations sans nombre dont l'alcool est la base, et dont les noms sont variés à l'infini ; liqueur de la *grande Chartreuse, Bénédictine,* etc.

Presque toutes ces liqueurs se fabriquent actuellement avec de l'alcool de grains et de betteraves.

Action physiologique des boissons alcooliques. — L'alcool, envisagé en lui-même ou simplement mélangé avec de l'eau, ne nourrit pas, il pénètre dans le sang, circule avec lui dans tous les organes et est éliminé par les reins, la peau, les poumons. Ce contact de l'alcool avec les organes explique tous

ses effets toxiques et rend compte des altérations de tissus que présentent presque
tous les organes chez les ivrognes.

Comme médicament, il peut être employé
avec avantage à cause de la stimulation rapide qu'il produit, de l'énergie avec laquelle
il peut, à un moment donné relever la circulation et ranimer la chaleur.

L'emploi des alcooliques à dose modérée
convient à l'ouvrier épuisé par le travail, au
malade ruiné par la diète ou les privations,
mais il est plus généralement mauvais.

Cet emploi produit des effets très différents
suivant la contrée et le climat ; c'est dans
les pays chauds que l'usage et surtout l'abus
des alcooliques présente les plus grands
dangers. Même dans les pays froids l'usage
de l'alcool n'est pas sans inconvénient, et
dans les voyages au pôle, l'expérience a depuis longtemps condamné et fait proscrire
l'alcool.

L'habitude qu'ont beaucoup d'ouvriers de
boire chaque matin, à jeun, un verre d'eau-
de-vie est des plus funestes à la santé.

Quand à l'abus, qui conduit d'abord à l'ivresse accidentelle, puis à l'ivrognerie habituelle, et enfin à l'alcoolisme, il fait les plus grands ravages, particulièrement dans les populations du nord de l'Europe.

L'alcoolisme produit dans l'organisme les désordres les plus considérables, et la généralisation de cette maladie porte une grave atteinte à l'essor numérique des populations, en même temps qu'elle est un moyen actif de recrutement pour le crime, une participation à la production d'un grand nombre de maladies du système nerveux et du nombre croissant des suicides.

L'ivrognerie est pour l'Europe la plus grande cause de la misère.

Les eaux-de-vie de vin, renfermant de l'alcool ordinaire uni à un peu d'alcool amylique et à une essence d'odeur pénétrante, n'agissent que par l'alcool qu'elles contiennent. Ce sont les plus inoffensives.

Mais les eaux-de-vie provenant des alcools de betteraves, de grains ou de pommes de terre sont plus riches en alcools amylique et butylique, plus toxiques que l'alcool éthylique et sont par conséquent plus funestes.

L'eau-de vie de pommes de terre contient, en outre, une huile volatile à odeur et saveur infectes qui est éminemment dangereuse.

L'absinthe est beaucoup plus à craindre encore. Elle agit d'abord par son alcool (et elle en renferme 70 0/0) et par l'essence d'absinthe, essentiellement toxique. Les absinthes falsifiées renferment en outre des matières colorantes parmi lesquelles on rencontre le sulfate et l'acétate de cuivre.

L'usage habituel de cette liqueur conduit plus rapidement à l'alcoolisme, à dose égale d'alcool, que l'usage de toute autre liqueur. L'expérience montre de plus que l'usage de l'absinthe conduit aussi plus fréquemment à l'abus.

Les boissons fermentées proprement dites, doivent au contraire être considérées comme très utiles à l'alimentation, quoique la privation de ces boissons ne soit pas incompatible avec la force et la santé. L'abus est loin de produire des effets aussi désastreux que celui des liqueurs fortes.

X

LE VIN

Les boissons fermentées comprennent les vins, la bière, le cidre, etc.

Le vin est le produit de la fermentation qui se développe dans le jus du raisin, par suite de l'action d'un principe qui s'y trouve, et après qu'il a été soumis à une suite d'opérations dont nous n'avons pas à nous entretenir ici.

La fermentation transforme le sucre de raisin en alcool et en acide carbonique, de telle sorte que la quantité d'alcool d'un vin est en rapport direct avec celle du sucre contenu dans le jus du raisin.

L'enveloppe du fruit contient du tannin qui reste dans le vin et assure sa conservation; une matière colorante qui lui communique sa couleur; des éthers, des huiles essentielles qui lui donnent son bouquet; enfin des tartrates, des acétates acides de potasse, de l'acide carbonique, acétique, etc., auxquels il doit son acidité.

C'est la différence de proportion entre ces diverses matières qui constitue les nombreuses variétés des vins. Je vous en indiquerai les principales en suivant la classification des vins adoptée par M. Bouchardat dans son cours d'hygiène à la Faculté de médecine, comme se prêtant le mieux aux études hygiéniques.

Classification des vins rouges et blancs (Bouchardat).

1° Vins dans lesquels dominent les principes du vin :

Vins alcooliques	secs Madère	alcool	25 0/0
	— Marsala	—	23 —
	sucrés Malaga	—	16 —
	— Lunel	—	14 —
	de paille Ermitage	—	11 —

Vins   { avec bouquet Ermitage alcool 25 0/0
astringents   { sans bouquet Cahors   —   11 —

Vins acides   { avec bouquet Vin du Rhin
              {   (Joannisberg)   alcool 16 —
              { sans bouquet Argenteuil

Vins   { Champagne   alcool 11 —
mousseux   { Saint-Peray

2o Vins mixtes ou complets :

Avec   { Bourgogne Clos-Vougeot
              { Médoc Sauterne   alcool 15 —
bouquet   { Midi Saint-Georges   —   15 —

Sans   { Bordeaux et Bourgogne
bouquet   {   ordinaires.

Ainsi, selon qu'il existe ou non dans les vins une prédominance des principes essentiels du vin, on les divise en vins alcooliques astringents, acides et mixtes.

Les vins alcooliques sont secs ou sucrés. Les vins secs (Madère, Marsala, etc.), sont obtenus par la transformation complète du sucre, qui y est très abondant, en alcool.

Ces vins sont souvent livrés au commerce suralcoolisés, soit en ajoutant du sucre dans la cuvée, soit par l'addition artificielle de l'alcool. Ils contiennent, en effet, jusqu'à 25 0/0 d'alcool, tandis que la fermentation n'en produit que 15 à 20 0/0.

Les vins sucrés (Malaga, Lunel, etc., alcool 15 0/0), tiennent leurs qualités de ce que tout le sucre n'a pas été transformé en alcool par la fermentation. Cette réaction peut être arrêtée par la cuisson et la concentration du moût, ainsi que cela se pratique pour les vins de Grenache et d'Alicante qui, en outre, sont souvent alcoolisés.

Ces vins sont chauds et stimulants, et portent rapidement au cerveau. Ils sont difficilement supportés par les sujets dont l'estomac est délicat et irritable.

Ils conviennent mieux aux convalescents et aux vieillards ; il ne faut en prendre qu'une petite quantité et souvent les étendre d'eau.

Les vins astringents sont aussi sucrés (Bagnols, Saint-Raphaël), et non sucrés (vins de

Cahors, du Lot et du Périgord). Ces vins sont riches en tannin et en matière colorante; leur force en alcool (11 à 13 0/0) est supérieure à celle des vins de Bordeaux. Ils possèdent, quoique à un moindre degré, les propriétés stimulantes des précédents, et, comme eux, ne doivent être pris qu'en quantité très modérée ; il faut quelquefois les couper avec de l'eau.

Les vins acides sont les vins du centre de la France et de tout le Nord. Ils contiennent peu d'alcool (5 à 7 0/0) et beaucoup d'acide, peu d'arôme (excepté les vins du Rhin) et des tartrates en abondance. Ces vins fatiguent rapidement l'estomac, déterminent des embarras gastriques, des dyspepsies et souvent de la diarrhée.

Les vins mousseux (alcool 10 à 12 0/0) sont des vins blancs qui sont mis en bouteilles avant que la fermentation soit terminée. L'acide carbonique, qui continue à se former, se dissout dans le vin et s'échappe avec force, lorsque l'on rompt les liens qui retiennent le bouchon.

Les vins blancs, les vins mousseux surtout, sont légèrement stimulants et portent rapidement au cerveau; mais leur action est de courte durée. Ils augmentent aussi la sécrétion des urines. Leur usage prolongé occasionne souvent des tremblements.

Les vins mixtes comprennent les vins de Bordeaux, de Bourgogne, du Rhône, du Midi, etc.

Les vins de Bordeaux de bonne qualité (alcool 9 à 10 0/0) contiennent peu d'acide, peu de tartrates, une proportion notable de tannin et de matière colorante. Ils sont légèrement toniques, non excitants et conviennent aux convalescents et aux estomacs faibles.

Les vins de Bourgogne (alcool 11 à 12 0/0) contiennent moins de tannin, mais un peu plus d'acide libre et de tartrates acides que le vin de Bordeaux.

Ils sont toniques et plus excitants que ces derniers, et conviennent moins aux estomacs irritables et délicats.

Les vins du Rhône et du Midi sont riches

en alcool et très stimulants; ils.agissent rapidement sur le système nerveux; il convient de les étendre d'eau et de n'en user qu'avec modération.

Le vin est devenu presque partout d'un usage général pendant le repas. Dans les contrées qui n'en produisent pas, dans celles où il est d'un prix trop élevé, il est remplacé par le cidre ou la bière.

Ces diverses boissons ne sont devenues nécessaires que par habitude; mais cette habitude prise, il est presque impossible de s'en passer pour faciliter la digestion. Le vin doit être coupé avec de l'eau, de telle sorte que celle-ci forme les deux tiers du mélange; mais s'il ne convient pas de le prendre pur avec les aliments, à bien plus forte raison faut-il s'en abstenir aussi à jeun et entre les repas, sous peine de voir l'appétit se perdre : « *vinum famen solvit.* — Le vin rassasie. » S'il est pris en quantité immodérée, il cause l'ivresse.

Le vin convient aux individus qui se livrent à des travaux pénibles, aux sujets faibles et d'un tempérament lymphatique, aux vieillards, aux convalescents, enfin dans les climats froids, et pendant les saisons froides et humides.

Il est contraire, ainsi que toutes les boissons alcooliques fermentées et distillées, aux individus d'un tempérament sanguin ou bilieux, et à ceux dont le système nerveux est irritable.

XI

L'IVRESSE

L'ivresse est un phénomène qui se rattache à l'absorption des boissons alcooliques. *Post vinum immodice assumptum, delirium et coma.* C'est ainsi que Trotter propose de la définir. Mais cette définition n'est applicable qu'au dernier degré de l'ivresse. Celle-ci commence par une excitation vive ; on éprouve un sentiment de bien-être ; la parole est plus rapide, plus gaie, plus spirituelle ; les yeux brillent d'un feu inaccoutumé ; les dents elles-mêmes ont plus d'éclat : cette dernière observation surprendra peut-être, car on ne s'imagine pas que les dents, en apparence si peu vivantes, puissent participer à l'excitation générale ; mais chacun pourra la vérifier aisément; toute la figure, enfin, a quelque chose de lumineux et de caractéristique. Celui qui présente la réunion de ces symptômes n'est pas ivre; il est gai. Ajoutons, pour compléter la description, que le pouls est plus fort, plus fréquent, et qu'il se fait une légère transpiration à la peau, en même temps que la sécrétion urinaire est plus abondante. Mais bientôt la langue s'épaissit; les idées se troublent, se pervertissent; la voix devient hésitante, saccadée, et son timbre enfantin; souvent les larmes coulent en abondance et sans motif; on dit des personnes qui présentent ce phénomène qu'elles ont le *vin tendre ;* d'autres, qui ont, au contraire, le vin mauvais, entrent dans de véritables fureurs, et deviennent très dangereuses; la marche est chancelante, la sensibilité générale très diminuée, le délire est à son comble; les yeux, hébétés et injectés, se ferment. L'homme ivre est, comme on dit, *alienus a se*, il cesse d'être *compos sui;* son état est une véritable aliénation mentale passagère. Il y a résolution des membres, puis assoupissement interrompu par des plaintes et des soupirs.

Enfin, le réveil s'opère; il est lent et suivi d'un sentiment de fatigue générale, comme aussi ordinairement d'un mal de tête violent. Le plus souvent, pendant l'ivresse, des vomissements ont lieu; le lendemain, l'état de la langue, le défaut d'appétit et le malaise ou même la douleur épigastrique témoignent de l'irritation de l'estomac.

On dit qu'il y a une Providence pour les buveurs. Ce proverbe dépend de ce que, généralement, les gens ivres tombent sans se faire beaucoup de mal, circonstance provenant elle-même du relâchement des parties, qui cèdent au lieu de se roidir contre le choc.

L'ivresse à un faible degré peut se produire par la simple inspiration des vapeurs alcooliques. Cela arrive souvent aux personne qui tirent le vin ou l'eau-de-vie. La vapeur alcoolique est absorbée par la muqueuse du nez et des bronches. Il est probable qu'elle agit aussi par la stimulation directe des nerfs olfactifs, propagée au cerveau.

Il y a des états qu'il peut être difficile au

premier abord de distinguer de l'ivresse ;
ainsi la fièvre typhoïde débute quelquefois
par un état semblable, spécialement accom-
pagné d'hilarité. Les médecins anglais disent
qu'en Angleterre, où l'ivresse est si commune
dans les basses classes, on est particulièrement sujet à s'y méprendre. Cette fréquence
de l'ivresse, chez nos voisins, ne peut-être
prise pour une calomnie. Un de nos poètes
nous a tracé, d'un crayon ferme et véridique,
le hideux tableau de la populace de Londres,
ivre de gin et de genièvre. D'ailleurs les
faits parlent. Pourquoi les gangrènes spon-
tanées et les anévrismes sont-ils si fréquents
dans la Grande-Bretagne? Mais abordons le
côté, à proprement parler, physiologique de
la question. Quel est le mécanisme de l'i-
vresse? « C'est le sang, dit Bichat, qui,
charriant avec ses molécules, d'autres qui lui
sont étrangères, va exciter tous les organes,
et surtout le cerveau, parce que la sensibilité de ce viscère a avec les liqueurs spiritueuses un rapport plus particulier... Ce que
nous disons est si vrai, que si vous injectez
du vin dans la veine ouverte d'un animal,
vous produirez des effets analogues. » D'a-

près M. Flourens, ce serait le cervelet qui serait spécialement excité.

Nous pouvons faire une remarque sur l'opinion qui vient d'être citée de Bichat. Le rapport plus particulier du cerveau avec les liqueurs spiritueuses n'est pas une supposition. Si l'alcool semble agir d'abord et davantage sur le cerveau, c'est uniquement parce que la plupart des manifestations dont le trouble décèle l'ivresse, les mouvements, le regard, la parole, la physionomie, les actes intellectuels, sont toutes sous la dépendance du cerveau.

L'alcool est éliminé par la transpiration cutanée et la perspiration pulmonaire (la vapeur qui sort du poumon à chaque expiration, et qu'on voit si bien en hiver, est le produit de cette perspiration). On sait qu'il suffit d'une douzaine de gouttes d'ammoniaque dans un verre d'eau pour dégriser un homme ivre. L'ammoniaque agit comme diaphorétique; c'est-à-dire en provoquant la sueur. Une grande quantité d'alcool se trouvant ainsi promptement éliminée, on comprend que le retour à l'état normal ne tarde pas à s'opérer.

Lorsqu'un homme qui a bu passe d'un lieu chaud au grand air, il devient ivre, ou son ivresse augmente. Cela semble tenir à ce que la transpiration est répercutée, de telle sorte que l'alcool cesse d'être éliminé. Ajoutez à cela que, par suite du refroidissement de la surface du corps, le sang est poussé avec plus de force vers les organes intérieurs, et, par là, agite davantage la masse cérébrale, à laquelle il apporte d'ailleurs, nécessairement, une plus grande quantité d'alcool dans un espace de temps donné.

XII

Le *Cidre* est une boisson fabriquée avec des pommes mûres écrasées et abandonnées, à l'état de jus, à la fermentation.

Quand on met le cidre en bouteilles avant la fermentation complète, il est mousseux. Le cidre récent et trouble est indigeste et même laxatif; il peut causer des diarrhées et des dyssenteries. Il contient peu d'acide carbonique, beaucoup de mucilage, de l'acide malique et des ferments en suspension. Quand sa fermentation est plus avancée, celle-ci se faisant aux dépens des principes mucoso-sucrés, le liquide devient plus riche en alcool et plus excitant.

Ses propriétés stimulantes en font une boisson généreuse et salubre; mais il n'est pas supporté par tous les estomacs, surtout s'il est acide.

Le cidre peut donner lieu à l'intoxication alcoolique, s'il est pris en excès, bien qu'il ne renferme que 2 à 4 0/0 d'alcool.

Le cidre de poire ou poiré est plus énivrant que celui de pomme, parce qu'il contient deux fois plus d'alcool (6 à 7 0/0).

Bière. — On donne le nom de bière à des infusions d'orge germée, très légèrement torréfiée, nommée malt, que l'on mêle avec une infusion de houblon et auxquelles on fait subir la fermentation alcoolique. On distingue deux sortes de bière : les bières faibles et les bières fortes.

Les bières faibles comprennent : 1° La petite bière (alcool 1 à 2 0/0) qui, faite avec des moûts peu chargés, s'aigrit facilement et est en général une mauvaise boisson;

2° La bière double (alcool 2 à 3 0/0) qui, plus concentrée, colorée par une torréfaction plus avancée du grain (quelquefois par du caramel), claire, d'un jaune doré et légèrement mousseuse, constitue lorsqu'elle est suffisamment houblonnée, une boisson excellente.

3º La bière blanche (alcool 2 à 9 0/0). Elle ne diffère de la précédente que par le soin qu'on a eu d'empêcher la coloration du malt. C'est à cette bière qu'appartiennent plusieurs ales (alcool 8 0/0 des Anglais).

Les bières fortes, le porter (alcool 3 à 9 0/0) des Anglais, les bières flamandes, le faro de Bruxelles, diffèrent des précédentes par la concentration du moût qui les rend beaucoup plus alcooliques.

La bière est, par la substance amère et albumineuse, par la dextrine et le sucre qu'elle contient, une boisson alimentaire qui développe rapidement l'engraissement chez beaucoup de consommateurs.

Elle apaise la soif et stimule légèrement l'estomac; cependant il est un certain nombre de personnes qui ne peuvent s'en accommoder et en faire usage.

Prise en trop grande quantité, elle a les mêmes inconvénients que les autres boissons alcooliques.

XIII

FUNESTES EFFETS DES BOISSONS FERMENTÉES

Quelle que soit la nature d'une boisson fermentée, c'est surtout par l'alcool qu'elle agit. L'action de l'eau-de-vie commune peut servir d'exemple. Introduite dans un estomac vide, l'eau-de-vie, même à dose très modérée, le congestionne, excite ses contractions et augmente la sécrétion des sucs digestifs. Ces effets directs, beaucoup moins prononcés quand l'estomac est rempli d'aliments, sont d'ailleurs passagers et disparaissent sans laisser de traces, si l'ingestion de l'eau-de-vie est accidentelle.

Si elle se reproduit fréquemment, si elle

devient habituelle, la rougeur congestive est plus vive, plus persistante, une inflammation se développe, les sucs digestifs deviennent plus rares et font place à des liquides nuisibles au travail de la digestion; à la longue, survient un travail d'ulcération, un épaisissement, une induration qui, en paralysant l'estomac et en arrêtant ses sécrétions utiles, le rendent incapable de digérer. En même temps surviennent la sensation de chaleur et de brûlure au creux de l'estomac. Le rejet, par des efforts de vomissement, de liquides tantôt fades, tantôt acides ou âcres (pituite des buveurs), la perte d'appétit, la lenteur de la digestion. Plus tard, des douleurs d'estomac se prolongeant sous les côtes et jusque dans le dos, depuis le pincement ou la pesanteur jusqu'aux plus atroces déchirements; en un mot, des troubles digestifs d'une gravité croissante et pouvant, à eux seuls amener la mort par épuisement et se compliquant souvent de phthisie pulmonaire ou de cancer.

Les effets de l'alcool sur l'estomac n'épuisent pas son action; la plus grande partie de ce liquide, entraînée par la circulation, va exercer sa triste influence sur le cerveau, le foie, les poumons et les reins.

Le cerveau est, de tous les organes, celui qui ressent le plus vivement l'action de l'alcool. Absorbé et mis en rapport avec la substance du cerveau, l'alcool en exalte les fonctions. C'est d'abord une simple excitation, puis un véritable délire, plus ou moins querelleur, plus ou moins violent, aboutissant tantôt à une agitation extrême, tantôt à une crise de fureur dans laquelle l'homme devient capable de tous les crimes, tantôt enfin à un état de prostration où, comme une masse, inerte, il tombe ivre-mort. Revenant à de courts intervalles, ces excès ont pour conséquence inévitable un accès d'alcoolisme aigu (délirium tremens), délire spécial des buveurs pouvant, à lui seul, déterminer la mort.

Quand l'action, bien que légère, se répète chaque jour, au simple ébranlement nerveux succèdent la congestion diffuse du cerveau, enfin le ramollissement.

Surviennent des maux de tête persistants, des vertiges, des hallucinations, un affaiblissement graduel des facultés intellectuelles et morales, la paresse d'esprit, la perte de la mémoire, l'embarras de la parole, le tremblement des membres, des accès passagers de délire calme ou agité, alternant souvent avec des accès d'épilepsie, surtout quand le buveur a fait un usage habituel de l'absinthe, et finalment la folie, l'imbécillité, la paralysie.

L'alcool agit d'abord sur le foie en le congestionnant; mais lorsque l'usage des boissons alcooliques devient copieux et continu, survient une véritable inflammation, puis la suppuration du foie ou l'augmentation de son volume ou même sa dégénérescence. Tous ces désordres s'annoncent par des troubles digestifs compliqués de jaunisse ou d'hydropisie et aggravés, dans les dernières périodes par les angoisses qui précèdent la mort, lorsque la sérosité accumulée dans le ventre refoule les poumons et le cœur.

L'haleine des buveurs est imprégnée d'alcool rejeté au dehors par les poumons. Il pénètre ces organes, les congestionne et leur donne une disposition extrême à s'en-

flammer. De là viennent la toux sèche, quin-
teuse, opiniâtre, la fréquence de là fluxion
de poitrine, de la bronchite, avec ou sans
phthisie consécutive, mais presque toujours
avec complications de maladie de cœur. Les
maladies de cœur, si pénibles par l'oppres-
sion qu'elles causent et qui se terminent toujours, soit par la mort subite, soit par une
hydropisie générale, peuvent se produire
d'emblée par les excès alcooliques. En traversant les reins, l'alcool excite leurs fonctions; si cette excitation se reproduit fréquemment, le tissu des reins, comme celui
du cerveau, du foie et des poumons, se congestionne et s'enflamme; alors surviennent
des douleurs de reins, des pissements de
sang et de pus; enfin, le catarrhe de la vessie,
la rétention et l'incontinence des urines. Les
douloureuses opérations qu'elles nécessitent,
font de la vie de ces malheureux condamnés
à toutes ces misères, par leurs excès alcooliques, un affreux supplice, qu'ils n'abrègent
que trop souvent par le suicide.

Ce n'est pas tout; chez tel buveur, l'action
de l'alcool se manifestera par l'apparition

fréquente de clous ou même d'anthrax; chez
tel autre, par l'éruption de pustules dissémi-
nées sur le corps, ou par des rougeur. per-
sistantes de la fac *(couperose)* ou bien encore
par des dartres; chez certains d'entre eux,
onfin, par la goutte ou la gravelle, si souvent
suivie elle-même de la pierre.

L'abus des boissons alcooliques, avan
même d'avoir produit tous ces désordres ma-
tériels et les troubles de la santé qu'ils entraînent, rend les alcooliques plus accessibles
aux maladies accidentelles, aggrave ces maladies et compromet de la manière la plus
sérieuse la cicatrisation des blessures ou le
succès des opérations.

Les maladies épidémiques; variole, fièvre
typhoïde, dyssenterie, choléra, sévissent de
préférence sur les gens qui se livrent à la
boisson; pour le choléra, en particulier, les
admissions dans les hôpitaux sont toujours
plus nombreuses le mardi et le mercredi,
c'est-à-dire dans les deux jours qui suivent
le lundi, jour trop souvent consacré à l'oisi-
veté et à la fréquentation des cabarets où,

malheureusement, les boissons sont souvent sophistiquées à l'aide de produits plus ou moins nuisibles.

Pour terminer nous redirons que le vin est la meilleure de toutes les boissons alcooliques quand il est naturel, qu'il ne contient que 10 à 11 0/0 d'alcool et surtout qu'il n'a pas été suralcoolisé avec des trois-six du Nord.

Viennent ensuite la bière et le cidre, mais à la condition d'être bien fabriqués, suffisamment corsés et de ne pas être relevés avec des alcools d'industrie.

Quand aux eaux-de-vie, aux esprits et aux liqueurs qu'ils servent à fabriquer, ce sont des produits détestables qu'on ne saurait proscrire avec trop d'énergie, comme boissons de consommation courante. Il serait fort douteux même que les meilleurs fussent de quelque utilité chez l'homme en santé.

XIV

LA SOIF

La soif est une sensation qui fait rechercher l'eau avec une plus ou moins grande avidité ; elle résulte d'une déperdition des liquides de l'organisme.

La soif est un phénomène constant chez les êtres vivants ; si quelques-uns semblent ne pas boire, il ne faut pas oublier que les aliments contiennent toujours de l'eau

La soif se fait spécialement sentir dans différents cas qu'il est intéressant d'examiner :

Après le repas : Une grande abondance de

sécrétions glandulaires s'est produite pendant l'acte de chymification ; la salive, les sucs (gastrique, pancréatique) intestinaux ont été versés dans le tube digestif, l'organisme a besoin de récupérer ces pertes. On se rendra compte de l'importance de cette sécrétion glandulaire en constatant qu'un cheval, pour 4 kilos de foin, fournit 16 litres de salive.

Après les transpirations abondantes : les glandes sudoripaires ont besoin de réparer leur perte.

Après l'exagération des sécrétions urinaires : quand on a ingéré des diurétiques, de la digitale, du nitrate de potasse, etc., la soif se fait sentir. Chez les diabétiques, la polyurie cause la polydipsie (soif).

Après les saignées, les hémorragies : le sang a besoin d'être récupéré après les saignées, les opérations chirurgicales. Sur un champ de bataille, les blessés ont soif, ils demandent à boire avec instance.

Quand il y a épanchement dans les sé-

reuses : dans les affections du péritoine, des plèvres, etc.

Dans la lactation : la mère perd de l'eau dans le lait émis.

La soif est plus vive chez les animaux herbivores que chez les carnivores. Les herbivores usent beaucoup d'eau, il leur faut une grande abondance de liquide salivaire et digestif pour digérer les herbes qui, sous un grand volume, offrent peu de matière nutritive. Ces animaux ont besoin d'avoir de l'eau dans leurs estomacs, dans la panse surtout, autrement les matières avalées se dessèchent et forment ce que l'on appelle des *hétérolithes.*

Les carnassiers, avons-nous dit, sentent peu la soif. On cite un chat, qui resta dix-huit mois sans boire ; les lions, dans les ménageries, restent facilement tout l'hiver sans liquide.

Dans la sensation de la soif on ne constate point de degré, on n'a pas *l'appétit de boire :* on a *soif.*

Les phases de la soif peuvent s'indiquer ainsi : d'abord un désir désagréable, une aridité, une sécheresse de gorge, du pharynx, qui s'étend bientôt à la bouche, au voile du palais; on a une impression pénible de chaleur, la salive devient rare et visqueuse, la déglutition est difficile, il y a constriction de la gorge. Si la soif n'est pas aussitôt satisfaite, le malaise se généralise, on est excitable, on a de la fièvre, de l'anxiété, de l'angoisse, le pouls et la respiration s'accélèrent ; le délire précède bientôt une mort très pénible.

La soif est-elle une sensation localisée ou disséminée ?

On a cru pouvoir la localiser dans l'arrière-gorge, en remarquant qu'il suffit d'humecter le larynx avec un peu d'eau ou quelques gouttes d'acide citrique, malique dilué, pour apaiser la soif. Ce palliatif n'agit que pour un instant, car la soif reparaît presque aussitôt.

Il faut rejeter cette localisation, car Cl. Bernard, ayant coupé l'œsophage d'un cheval, au milieu du cou, et ayant fixé un tube

de verre à la partie supérieure, fait boire
l'animal; l'eau est rejetée au dehors après
avoir passé au travers du pharynx. Dans
cette expérience, l'animal boit toujours jusqu'à 20 seaux sans apaiser sa soif.

Longet coupe les nerfs sensibles qui par-
tent de l'arrière-gorge, le glosso-pharyngien,
le lingual, le pneumo-gastrique ; l'animal
opéré a toujours soif. Alors, pas de localisation.

On peut apaiser la soif en injectant de
l'eau dans les veines. Dans certains cas de
dilatation d'estomac, on envoie les boissons
par le rectum, alors le lavement apaise la
soif. Le bain diminue ce besoin.

Il faut donc admettre que la soif est une
sensation disséminée, qu'elle résulte d'un besoin général des éléments anatomiques produit par une déperdition des liquides de l'organisme.

La soif présente des déviations, soit par
exagération, soit, au contraire, par abolition.
Il y a *polydipsie* chez les diabétiques, dans

les cas de fièvre, dans le choléra à certains stades, dans l'agonie. Il y a *adipsie*, ce phénomène est rare, dans le cas de prostration marquée.

Dans un prochain chapitre nons étudierons la *dipsomanie* ou le *besoin impérieux de boire*, maladie trop fréquente malheureusement et qui frôle de près cette autre terrible chose, *l'alcoolisme*.

XV

LE CAFÉ

Le café, qui contient de l'acide gallique et une substance particulière appelée *caféine*, est la graine du caféier, arbrisseau toujours vert, qui atteint jusqu'à 10 mètres de hauteur, et dont la cime pyramidale offre un aspect fort agréable.

Le café s'obtient par l'infusion de la graine du caféier préalablement torrifiée et pulvérisée. C'est la torréfaction qui donne au café son arôme suave et sa saveur délicieuse, en y développant une huile empyreumatique amère (caféine), à laquelle il doit ses propriétés excitantes.

Le café, préparé avec soin, est une boisson très agréable, qui est, à la fois, nourrissante, tonique et stimulante. Cette propriété stimulante est moindre lorsqu'il est pris froid que lorsqu'il est pris chaud, parce que, dans ce dernier cas, la température élevée de l'eau, en se communiquant à l'économie, augmente l'action calorique du café.

100 grammes de café, torréfié jusqu'à la couleur rousse et moulu, infusé dans un litre d'eau bouillante, abandonne à la dissolution 5 à 6 grammes de principes azotés (caféine, légumine, etc.) S'il est torréfié jusqu'à ce qu'il ait pris la couleur marron, il n'en contient que 4 gr. 53.

Quand on en fait usage après le repas, il achève la digestion en excitant les fonctions de l'estomac, tandis que pris à jeun il occasionne quelquefois de la gastralgie. Il produit, sur le système nerveux, une action stimulante qui se traduit par une augmentation de la puissance musculaire et une résistance à la fatigue ; et, soit en rendant le mouvement de désassimilation ou de nutrition et le maintien ou la réparation des forces, la quantité des matières albuminoïdes ou azotées du régime alimentaire ; mais, lorsqu'il est pris le soir, il détermine, chez beaucoup de personnes, une excitation des fonctions intellectuelles et la privation de sommeil.

Par ses propriétés stimulantes calorifiques et tóniques, il aide l'organisme à réagir contre les intempéries déprimantes de l'atmosphère, la chaleur et le froid humide : il convient dans des localités marécageuses et dans les pays chauds. Il convient aussi aux tempéraments lymphatiques et aux vieillards.

Le café est contraire aux personnes d'une sensibilité vive et irritable, à celles qui sont atteintes d'irritations nerveuses de l'estomac; aux tempéraments bilieux, etc. Le café au lait, dont l'usage est si répandu, est un aliment très nutritif. Il est loin d'avoir les inconvénients qu'on lui a attribués. Il faut seulement proportionner la quantité de café que l'on mêle au lait, à l'irritation nerveuse de ceux qui en font usage. A ceux qui le digèrent mal ou auxquels il occasionne la diarrhée, je conseille de remplacer le lait par une quantité égale ou les deux tiers d'eau sucrée. En y ajoutant du pain, on obtiendra une nourriture plus réconfortante et plus tonique que celle que donnerait du bouillon avec la même addition.

Un demi-litre d'infusion de café et un demi-litre de lait renferment 49 grammes de matière azotée — 5 grammes pour le café, 44 grammes pour le lait, — 3 fois plus d'une égale quantité de bouillon de bœuf.

Nous avons dit que chez les personnes qui n'en font point un usage habituel, le café active singulièrement la digestion, et son action sur le cerveau est telle, qu'elle paraît doubler les facultés intellectuelles, et faire d'un esprit lourd un homme spirituel. Mêlé au lait, le café perd la plus grande propriété; il peut même devenir un débilitant pour les personnes qui en prennent tous les jours.

XVI

PHYSIOLOGIE DU CAFÉ

Le café à des propriétés nutritives incontestables; il renferme en effet, outre des sels qui ont leur utilité dans la nutrition, et des principes aromatiques qui influencent favorablement le goût et la digestion, une notable quantité de matières azotées. Une infusion de 100 grammes de café dans un litre d'eau représente 20 grammes de substances nutritives. Cette valeur nutritive a été vérifiée par l'expérience. On a pu constater que des hommes recevant une nourriture, d'ailleurs insuffisante pouvaient se maintenir en santé, et fournir une somme de travail plus grande, dès que l'on ajoutait à leur ration ordinaire, trop exiguë, une ration de café. La faible quantité de substances nutritives que renferment les infusions ordinaires ne permettrait cependant pas d'expliquer un effet aussi considérable, si l'on n'admettait en outre que le café ralentit le mouvement de décomposition interstitielle et nourrit moins qu'il n'empêche de se dénourrir.

En outre, le café détermine une heureuse excitation sur l'estomac. Il augmente la sécrétion et l'énergie de cet organe, et lui permet de digérer plus aisément, plus complètement, et de mieux assimiler les autres aliments. Le cerveau et le système nerveux tout entier participent à l'excitation qu'il détermine. Son action sur le cerveau se manifeste par cette surexcitation, cette insomnie dont se plaignent les personnes qui n'usent que de temps à autre de cette boisson. Cette suspension du besoin de sommeil, ce coup de fouet donné à l'activité cérébrale ont fait donner au café le nom de *boisson intellectuelle;* ils ont été mis à profit par ceux qui doivent s'imposer des **veilles ou un travail intellectuel prolongé.**

Au point de vue hygiénique, le café est une excellente boisson, qui peut nourrir, soutenir les forces, apaiser la soif sans jamais déterminer l'ivresse. Aussi l'adoption du café dans le régime des matelots et des soldats en campagne a-t-elle réuni l'approbation unanime des médecins et des chefs de corps, qui ont pu en constater expérimentalement les bons effets.

Mais il y a, bien entendu, dans l'usage du café, une question d'opportunité et de mesure. Il ne peut convenir à tous les tempéraments et l'abus peut conduire à des troubles nerveux assez graves.

A ces propriétés alimentaires et hygièniques, cette boisson joint des vertus médicinales importantes. Il produit des effets utiles pendant la convalescence de plusieurs maladies du cerveau; il combat souvent avec succès les accès de migraine. Dans les pays à fièvre il fortifie l'économie contre l'action des effluves des marais; le café faible est la boisson par excellence des pays méridionaux marématiques. Après l'ammoniaque, c'est le meilleur substitutif pour combattre les effets de l'ivresse. C'est un antagoniste puissant de l'opium ; il faut, dans les empoisonnements par l'opium, donner le café à très haute dose et continûment pour maintenir le malade réveillé pendant vingt-quatre heures. Enfin on a employé avec avantage le café dans la convalescence de plusieurs maladies aiguës, pour combattre l'asthme, le scorbut.

La consommation totale du café, pour le monde entier, est voisine de 300,000 tonnes. En Angleterre, malgré l'énorme consommation de thé qui s'y fait, chaque personne consomme, en moyenne, 1 livre 1/2 de café par an ; en Allemagne, 4 livres ; en Danemark, 5 livres 1/2 ; aux Etats-Unis, 7 livres ; en France, 2 livres 1/2 seulement. En Californie la proportion est énorme, 20 livres 1/2 par tête. Ces chiffres datent de 1874 et n'ont sans doute pas beaucoup changé depuis cette époque. En France pourtant, la consommation va toujours croissant. Nous recevons surtout le café des Indes (Java, Macassar, Padang, Samarang, Ceylan), avec ceux de Saint-Domingue, du Brésil, et, en quantité bien plus faible, Martinique, Bourbon, Guadeloupe. Le véritable moka nous est à peu près inconnu.

XVII

LE THÉ

Le thé employé comme boisson d'agrément est un excellent diffusible; mais, pris à l'excès, il agit sur le systême nerveux, cause l'insomnie, et son usage continué longtemps, peut irriter l'estomac et produire, chez les sujets prédisposés, des palpitations, des névralgies, l'amaigrissement, et selon quelques médecins, une affection organique des reins.

Néanmoins, le thé convient aux constitutions molles, lymphatiques, aux habitants des climats humides et brumeux, comme ceux de la Hollande et de l'Angleterre.

Le thé est l'infusion des feuilles d'un arbrisseau de la Chine qui porte ce nom (Théa sinents).

Il existe deux espèces de thé, le thé noir et le thé vert. Le premier est moins actif, moins excitant que le second. Les thés noirs sont préparés avec des feuilles qui ont été exposées à la vapeur de l'eau bouillante, avant leur grillage ou torréfaction. Ils sont plus dépouillés des principes âcres vireux et aromatiques qu'on rencontre dans les thés verts, dont la torréfaction est poussée moins loin.

Indépendamment de l'action stimulante que lui communique le calorique de l'eau qui a servi à en préparer l'infusion, le thé est excitant par lui-même et en même temps nourrissant — moins toutefois que le café — en raison de l'azote qu'il contient.

Le thé active la digestion, mais ne convient pas aux estomacs irritables, atteints de dyspepsie et de gastralgie ; son action stimulante se communique à tous les organes. Celle qu'il exerce sur le cerveau rend les travaux intellectuels plus faciles et donne une certaine activité de l'esprit. C'est surtout le thé vert qui produit une excitation du système nerveux, et qui donne lieu à de l'agitation, à de l'insomnie, à des palpitations et à des pincements ou à des tiraillements d'estomac.

L'abus du thé finit par affaiblir les fonctions digestives, en épuisant l'énergie de l'estomac par une stimulation trop répétée. En Chine, les grands buveurs de thé sont maigres et faibles.

Une infusion de 20 grammes de thé dans un litre d'eau bouillante renferme 5 grammes de produits solubles dont la théine forme la plus grande partie; celle-ci contient 20 0/0 d'azote.

XVIII

LE THÉ DES GENS DE LETTRES. — LAIT DE POULE

Nous pouvons donner sur la confection du thé les renseignements suivants :

Les différentes espèces de thés se divisent en deux grandes catégories : les *thés noirs* jouissant de propriétés stomachiques et les *thés verts* qui possèdent à un bien plus haut degré le pouvoir d'exciter le système nerveux.

Ces derniers doivent donc être préférés lorsqu'on cherche une grande excitation cérébrale.

Pour faire une infusion de thé : Prenez

autant de fois plein une petite cuillère de thé en grains que votre théière contient de tasses ; versez dessus de l'eau très chaude, presque bouillante, mais que vous jetterez immédiatement, puis une seconde fois versez de l'eau ayant la même température dans laquelle vous laisserez infuser le thé.

Cette infusion ne doit jamais bouillir.

Placez ensuite votre théière bien fermée près du fourneau, pour que le thé ne perde ni sa chaleur ni son bouquet. Au bout de cinq minutes, l'infusion est à point.

Pour conserver au thé ses vertus cérébrales, on doit le prendre sans sucre ni lait.

Les personnes ne craignant pas les excitants alcooliques peuvent y ajouter du cognac ou du rhum.

Le lait de poule se compose de jaune d'œuf, de sucre en poudre et de lait aromatisé de fleur d'oranger.

Préparation : Pour une personne, mettre dans un bol un jaune d'œuf, deux cuillerées à bouche de sucre : tourner avec la cuiller jusqu'à ce que le mélange ait une couleur claire (blanche), y verser par petite quantité la valeur d'un verre de lait bouillant en ayant soin de remuer.

Comme calmant, on remplace le lait par de l'eau dans laquelle on a fait infuser un cœur de salade laitue.

Ainsi est fait le lait de poule.

Pris à jeun avec du pain, c'est un succédané du café au lait.

XIX

LE CHOCOLAT

Le chocolat se fait avec la graine ou amande du cacao qu'on écrase, après l'avoir légèrement torréfié, et qu'on réduit en pâte en y mêlant du sucre et divers aromates.

Le chocolat constitue un aliment complet. Par le sucre, la gomme et l'amidon qu'il contient, il subvient aux combustions respiratoires; par son beurre, à la régénération des tissus graisseux; par ses principes azotés et minéraux à la réparation et à l'entretien du tissu musculaire du sang et des os.

Le chocolat à l'eau se digère mieux qu'au

lait et à la crême. Il convient à la plupart des estomacs, aux valétudinaires, aux convalescents, aux vieillards. Il est cependant des personnes qui le digèrent mal. Lorsqu'il est bien digéré, il nourrit bien et relève rapidement les forces.

L'amande du cacao contient 50 0/0 de matières grasses, 20 0/0 de matières azotées et une assez forte proportion d'amidon.

XX

LE CACAO

Depuis quelques années on se sert au lieu de chocolat, de poudre de cacao délayé dans l'eau ou le lait.

Nous en dirons donc quelques mots.

Le *cacao* est la graine du *cacaotier (theobroma cacao)*, de la famille des byttnériacées. Ces graines ont été analysées par Boussingault, Payen, Truchen. Voici leur composition, d'après Payen :

Matière grasse (*beurre de cacao*) . . . 50
Substance azotée (*légumine*) 20
Amidon. 10
Principe cristallisable (*théobromine,*
 théine ou *caféine*) 3
Cellulose. 3
Substances minérales 4
Eau 10
                                      ———
                                      100

L'amande du cacaotier étant la base de la préparation du chocolat, il est bon d'en connaître les caractères. La graine du cacaotier est ovoïde, comprimée, lisse, brunâtre, du volume d'une fève ; elle est composée d'une enveloppe solide et cassante, fauve, et d'une amande brun violacé, lisse et amère.

Les différentes variétés du commerce diffèrent par le mode de préparation. Les *cacaos terrés* (*cacao caraque, cacao trinité*) ont un épiderme brun, terne, adhérent un peu à l'amande ; ils ont été enfouis dans la terre, et ont subi un commencement de fermentation.

Les *cacaos non terrés* ont un épiderme rouge non poudreux, plus adhérent ; ils sont plus riches en beurre de cacao, mais sont moins estimés pour la fabrication du chocolat; ils ont été desséchés immédiatement sans fermentation préalable. L'examen microscopique du cacao offre des caractères bien tranchés, souvent utilisés.

La graine du cacao de bonne qualité doit être brune et lisse; l'amande doit remplir l'intérieur; être inodore, amère et astringente.

XXI

HYGIÈNE DU BOIRE

Le vin est une boisson stimulante et tonique dont l'influence, favorable ou contraire, est en rapport avec les principes qu'il contient et les conditions individuelles.

Les vins alcooliques et sucrés sont très stimulants; ils ne doivent être bus qu'en très petite quantité et souvent il faut les étendre d'eau.

Les vins acides ne conviennent pas à l'estomac; ils constituent une mauvaise boisson.

Les vins blancs et les vins mousseux sont

excitants du système nerveux; lorsqu'on en fait abus ils occasionnent des tremblements.

Les vins mixtes de Bordeaux, de Bourgogne, etc., etc., sont les plus hygiéniques; mais, comme tous les vins, il ne faut les boire qu'en petite quantité ou les couper avec de l'eau.

Le vin, que l'habitude a rendu nécessaire aux repas, ne doit pas être pris pur avec les aliments.

Bu à jeun et entre les repas il détruit l'appétit.

Pris en quantité immodérée il cause l'ivresse.

Le vin convient aux individus qui se livrent à des travaux pénibles, aux sujets faibles, aux lymphatiques, aux vieillards, aux convalescents.

Il est utile dans les climats froids, et pendant les saisons froides et humides.

Il est contraire aux individus sanguins, bilieux ou nerveux.

Le cidre de bonne qualité, quand il est bien supporté, est une boisson généreuse et saine.

Le cidre récent et trouble, et celui qui a subi la fermentation acide, dérangent les fonctions de l'estomac et des intestins.

La bière est une boisson rafraîchissaute, légèrement tonique et nutritive.

La bière qui a subi la fermentation acide est une mauvaise boisson.

L'eau-de-vie, quelle que soit sa provenance est une liqueur stimulante qui agit sur le cerveau, en raison de la quantité d'alcool qu'elle contient.

L'eau-de-vie, prise à dose modérée et étendue d'eau, est comme le vin, un bon tonique; mais elle ne peut le remplacer.

Prise en excès, elle détermine des troubles du système nerveux, et des lésions graves dans divers organes.

L'eau-de-vie de vin est la plus saine ou la moins nuisible.

Celle qui est chargée d'huiles essentielles, et en particulier d'absinthe, est la plus malfaisante et la plus pernicieuse.

Les boissons fermentées et distillées, toutes les liqueurs qui ont l'alcool pour base, sont stimulantes et toniques à dose très modérée.

Leur utilité, dans le régime alimentaire, est fort contestable ; elles sont rarement nécessaires et souvent nuisibles.

Ces boissons prises en excès, surtout à jeun ou entre les repas, et d'une manière plus ou moins continue, produisent des dérangements et des altérations très graves des organes et des fonctions des systèmes nerveux et digestif.

Les boissons aromatiques alimentaires : bouillon, café, thé, chocolat sont toutes plus ou moins toniques, digestives et nutritives.

Le café et le thé sont en outre doués de propriétés stimulantes qui permettent de résister à la fatigue, aux intempéries déprimantes de l'atmosphère et aux émanations marécageuses.

Ces propriétés les rendent contraires aux personnes d'une sensibilité vive et irritable, et à celles qui sont atteintes d'irritation de l'estomac.

Associées au lait, le café et le chocolat constituent, pour la plupart des personnes, des aliments très nutritifs.

XXII

LA DIPSOMANIE

Le sentiment de la soif est plus violent, plus impérieux que celui de la faim et on peut dire que l'appétit de la soif appartient plutôt à la pathologie qu'à la physiologie, et il est généralement en raison inverse de l'appétit de la faim.

Les maladies fébriles, par exemple, sont marquées dès le début par une diminution notable de l'appétit de la faim; le dégoût manifesté par la personne souffrante (on ne parle pas encore en ce moment de maladie) est souvent le premier indice d'un état morbide plus ou moins grave. En même temps, l'appétit de la soif se présente avec toute sa violence.

C'est encore par leur siège que ces deux sentiments diffèrent. Le siège de la faim est l'estomac, le siège de la soif est la bouche. Tandis que l'homme privé de nourriture se plaint de tiraillements d'estomac, de douleurs au creux épigastrique, c'est la sécheresse de la bouche, la chaleur de la langue, qui causent au fébricitant ses angoisses intolérables, et cette sécheresse est réelle; si on touche avec un doigt humide l'intérieur de la bouche d'un de ces malades, on la trouve sèche, rouge et lisse, donnant la sensation d'un drap humide. La langue est également rouge, comme dépouillée de son enduit protecteur, quand elle n'est pas couverte d'enduits divers.

Tel est l'appétit de la soif chez l'homme atteint de maladies aiguës, tel on le retrouve dans le diabète, mais tel aussi on le retrouve chez des individus ayant toute l'apparence de la santé.

L'appétit de la soif prend alors une forme

déterminée, il se porte sur un liquide spécial, surtout sur les boissons fermentées.

L'homme atteint de cette soif de l'alcool est un malade et c'est ce qui fait dire à Lasègue :

« On ne devient pas alcoolique parce qu'on boit, on devient alcoolique parce que l'on a envie de boire en quantité suffisante pour devenir alcoolique; lorsque cet appétit se développe sur un individu *qui n'a pas encore bu,* cela prouve que c'est un homme anormal, atteint de troubles cérébraux. »

C'est cette soif insatiable de l'alcool que les aliénistes ont appelée la *dipsomanie.*

Par sa définition, la dipsomanie ne désigne pas nécessairement la soif de l'alcool et chez certains sujets (non diabétiques) l'appétit de la soif est tel qu'ils absorbent des quantités considérables d'eau pure ou de liquides très peu alcooliques : eau rougie, cidre très coupé d'eau, macération de quassia, etc. Mais, en règle générale, le dipsomane cherche les boissons fermentées.

Il existe une différence, au début du moins, entre l'ivrogne et le dipsomanes.

« Les ivrognes, dit Trélat, sont des gens qui s'enivrent lorsqu'ils trouvent l'occasion de boire, les dipsomanes sont des gens qui s'enivrent toutes les fois que leur accès les prend. »

Mais il arrive fréquemment que l'ivrogne devient dipsomane.

Il existe, en effet, deux variétés principales de dipsomanie.

L'une congénitale, le plus souvent héréditaire, débutant par un accès busque, déterminé par une cause quelconque : grossesse, chagrin violent, maladie aiguë.

Le malade, car il s'agit bien ici d'un malade, n'avait jamais manifesté aucune passion pour les boissons fermentées, son entourage affirme qu'il avait toujours été d'une sobriété exemplaire, quand brusquement, à la suite d'un motif quelconque, l'appétit de l'alcool éclate, appétit irrésistible, impulsif; pour satisfaire sa passion, le malade ne re-

culera devant rien, il volera les liquides alcooliques qu'il peut trouver sous sa main, il
courra dans les cabarets les plus mal famés,
vendant ou échangeant tout ce qu'il possède
pour un verre d'eau-de-vie.

Voici un cas classique, c'est une jeune
femme, nerveuse, sujette aux migraines dès
son enfance, mais n'ayant jamais présenté
aucune tendance à l'alcool, quand brusquement, dans le troisième mois de sa grossesse, apparaît un accès de dipsomanie.

Les accès se répètent et, chaque fois que
la soif de l'alcool la saisit, elle s'échappe de
sa maison, erre de cabaret en cabaret, peu
difficile sur le choix et la qualité des liquides, pourvu qu'ils renferment de l'alcool,
dépensant tout l'argent qu'elle a emporté,
mettant sa montre en gage pour deux verres
d'absinthe, donnant une valeur de six cents
francs pour une consommation de quarante
centimes!

Dans l'intervalle des accès, rien n'indique
une passion aussi dépravée. L'intelligence
est conservée, et elle conduit avec méthode

son ménage, elle est généralement assez triste, cependant, et tente plusieurs fois de se donner la mort.

Remarquez que cette jeune femme était, dès sa jeunesse, *nerveuse,* sujette aux migraines.

Or, c'est un cas fréquent de trouver chez les malades de cette catégorie, en scrutant soigneusement leur histoire, l'indice de troubles cérébraux. On découvre des éblouissements, des pertes de connaissances, des migraines comme dans le cas précédent; ce sont des troubles passagers qui ont passé inaperçus aux yeux des parents et même du médecin, mais qui permettent d'expliquer, par une prédisposition antérieure, la brusquerie de l'accès.

Dans ces cas, on trouve souvent chez les ascendants des cas analogues qui indiquent l'influence de l'hérédité.

Mais à côté de ces malheureux, aussi irresponsables de leur alcoolisme que le poitrinaire de la tuberculose héréditaire, existe une classe de dipsomanes, qui sont encore des malades, mais des malades par leur faute.

L'appétit vient en mangeant, dit-on, il en est de même de l'appétit de la soif. La soif de l'alcool vient en buvant. Au début on prend de petites quantités d'alcool, puis peu à peu l'appétit de l'alcool naît des circonstances ; à la satisfaction gustative qui marque le début du mal vient s'ajouter le besoin, la soif de l'alcool. Dès lors, ce n'est plus seulement le plaisir de boire le liquide néfaste qui pousse le buveur, c'est déjà un besoin violent, c'est le délabrement de son estomac, le malaise général, qui le conduisent à chercher, dans l'absorption de nouvelles quantités, un remède passager, et, à un moment donné, les accès de dipsomanie tels que nous les avons cités pour les malades spontanés, éclatent, moins brusquement sans doute, mais aussi nets, laissant entre eux des intervalles où le dipsomane raisonne, essaye de résister à sa passion, témoin cet exemple emprunté au même auteur que le cas de la jeune femme cité plus haut.

Un dipsomane, pour se corriger, fait venir

chez lui une de ses cousines et lui remet la clef de la cave, mais on s'aperçoit bientôt, malgré la surveillance de cette dame, qu'il continuait à s'enivrer. On l'observe, et on découvre un jour que, dans une période d'accès, il s'était fait fabriquer une fausse clef pour ouvrir cette cave que, dans ses moments de lucidité, il faisait garder contre lui-même.

Dans les deux cas, nous n'avons parlé que des accès caractérisant la dipsomanie, la vraie soif de l'alcool, mais j'ai laissé de côté complètement l'alcoolisme, c'est-à-dire l'empoisonnement par l'alcool.

Le buveur peut devenir alcoolique sans être pour cela un dipsomane, en ce sens que, chez lui, la soif de l'alcool n'est pas devenue un sentiment irrésistible, mais le dipsomane devient presque toujours un alcoolique, parce que les accès, se renouvelant de plus en plus rapidement, la grande quantité d'alcool absorbée détermine l'empoisonnement.

Les accidents dûs à cette intoxication, et

qui attendent presque fatalement les malheureux atteints de la soif de l'alcool, ont été l'objet de nombreuses études qui méritent de fixer l'action.

Il est malheureusement presque impossible de triompher de ce sentiment impulsif qui pousse le malade à satisfaire cette soif insatiable. Le seul traitement à employer est la suppression absolue de toute boisson alcoolique, et cette suppression ne peut guère être obtenue que par une séquestration rigoureuse et longtemps prolongée, indéfiniment, affirment quelques aliénistes.

Mais si la maladie, dans toute son activité, est presque toujours au-dessus des ressources de l'art, il faut se rappeler que la soif de l'alcool, au moins pour une catégorie de malades, est due à l'abus qu'ils ont fait volontairement de liqueurs fortes, et que c'est en enrayant la consommation effrayante des alcools, en détournant par tous les moyens possibles les buveurs de leur passion, qu'on pourra prévenir cette folie à type spécial.

XXIII

LIQUEURS

On peut classer les liqueurs en trois sortes :
1° celles qui sont obtenues par la simple infusion des plantes aromatiques dans l'eau-de-vie ou l'esprit ; 2° celles qui sont obtenues uniquement par la distillation des plantes et des fleurs fraîches ou sèches ; 3° celles qui sont le résultat de ces deux opérations successivement faites.

Nous parlerons spécialement ici des liqueurs qui ont pour bases le jus, l'arome, l'esprit essentiel des fruits, des plantes, des fleurs, le sucre, l'eau-de-vie de vin, l'eau la plus douce et la plus limpide.

L'art de la distillation, appliquée aux liqueurs, consiste à extraire des plantes et des fleurs l'arome qu'elles contiennent, à le mettre en réserve sous forme d'essence, pour l'employer au besoin à aromatiser les liqueurs. Cela s'appelle, dans la fabrication, préparer les parfums, faire ses parfums.

C'est aux Arabes qu'est attribuée la découverte de la distillation, et ce sont eux qui l'ont introduite en Espagne, en Italie, en France.

L'usage des liqueurs était connu des peuples de l'antiquité, qui en faisaient une assez grande consommation ; mais ces liqueurs avaient pour base le moût de raisin, ou le vin, dans lequel on faisait infuser des plantes aromatiques. C'est à la fin de xiiie siècle que l'on commença à faire des liqueurs à base d'eau-de-vie, du moins à ce que l'on croit. Toutefois, il est à remarquer que l'on trouve dans presque toutes les contrées des liqueurs fortes, obtenues soit de la sève de certains arbres comme le palmier, soit de plantes connues seulement des indigènes, et par des moyens également ignorés des étrangers.

Dans les temps modernes, les Italiens paraissent avoir été les premiers à fabriquer des liqueurs dans les conditions où elles se fabriquent encore aujourd'hui. Dès le xve siècle, Florence, Venise et Turin surtout, étaient déjà renommées pour leurs liqueurs, et enseignaient aux autres peuples l'art de les faire. Le commencement du xviiie siècle est marqué en Europe par des découvertes importantes en ce genre ; mais c'est à la fin de ce même siècle que cet art a fait ses plus grands grogrès, aidé par la science qui venait d'inventer des moyens nouveaux pour distiller les vins et en obtenir les eaux-de-vie et les esprits rectifiés. Les liqueurs les plus parfumées, les plus fines au goût, sont celles qui se fabriquent avec les fruits arrivés à leur entière maturité, avec les plantes et les fleurs fraîchement cueillies, c'est-à-dire au moment où elles ont tout leur arome, où elles n'ont rien perdu de l'huile essentielle qu'elles renferment. C'est à ce moment que les liquoristes, dont le débit est considérable, dont la fabrication dure toute l'année, préparent leurs parfums pour l'époque où les plantes desséchées ont abandonné une partie de leur arôme.

Dans toutes les villes de fabrication de liqueurs, il y a des laboratoires spéciaux où l'on fait des essences concentrées à un haut degré, lesquelles sont vendues aux liquoristes pour parfumer leurs produits ; mais l'emploi de ces essences présente parfois des inconvénients : ainsi, il peut arriver qu'elles rancissent, ou qu'elles perdent une partie de leur puissance aromatique ; la liqueur n'a pas au goût la fraîcheur du parfum et de la saveur obtenus des plantes fraîches distillées dans une quantité de liquide déterminée par les règles ordinaires. Les grands fabricants ne se servent des essences qu'ils n'ont pas préparées eux-mêmes que dans le cas d'absolue nécessité.

Toutefois, comme ils empruntent les éléments de leur fabrication à la flore de tous les pays, ils reçoivent de l'étranger, soit des essences concentrées des plantes que leur pays ne produit pas, soit les plantes elles-mêmes desséchées, soit les fruits ou partie des fruits qui mûrissent sous d'autres climats que celui habité par eux.

L'alkermès de Florence a pour bases l'ambrette, la cannelle, le calamus aromatique, assaisonnés de girofle et de macis (écorce intérieure de la noix muscade). Cette liqueur se vend en petits flacons blancs, à un prix élevé.

La crême des Barbades est un ratafia de cédrats ; elle a été inventée par des Américains au commencement du xviiie siècle. Cette liqueur et les produits désignés sous le nom de liqueurs des îles sont fabriqués à la Barbade, à la Martinique et à la Guadeloupe.

Le curaçao de Hollande a été inventé à Amsterdam, ou du moins c'est là qu'il a fait sa première apparition, au commencement du siècle dernier. Cette liqueur, une des meilleures qui aient été faites a pour base le suc du zeste d'orange amère et d'orange douce.

Les *liqueurs de Turin* sont nombreuses et portent des noms très variés, plus variés peut-être que leurs bases. L'acqua bianca a pour bases la cannelle, la girofle, la muscade ; l'acqua d'oro a pour bases la cannelle, l'angélique (racines), le daucus, le girofle.

Le *marasquino* a^e d'abord été fabriqué à

Yara, dans la Dalmatie vénitienne; c'est le produit de cerises du pays, d'un goût aromatique, et cueillies lorsqu'elles sont arrivées à leur plus haut point de maturité. Cette liqueur a été imitée en Italie bien avant que sa fabrication fût importée à Lyon.

Le *rossolio* est une liqueur italienne dont les anciens nous ont laissé plusieurs recettes, en sorte qu'on ne sait pas trop ce qui en constituait les bases. Sa fabrication fut importée en France, en 1533, par des hommes venus à la suite de Catherine de Médicis. Au siècle dernier, le rossolio de Turin était le plus estimé. Nous le retrouverons parmi les liqueurs fabriquées en France sous le nom de rosolio, ainsi que beaucoup d'autres qui ont conservé leur dénomination primitive.

Le *scubac d'Irlande* est composé de fleurs de safran et d'orge; cette dernière matière n'y est pas employée dans les imitations françaises.

Le *wiskey* est une eau-de-vie de grains diversement aromatisée.

Le *vermouth* de Turin est du vin blanc

dans lequel on a fait infuser de l'absinthe, de la gentiane et de l'angélique. Il s'en est fait longtemps une assez grande consommation en France, mais on l'y a tellement frelaté que cette consommation a décru de beaucoup, et que le vermouth a été remplacé par le bitter.

On fabrique aujourd'hui en France, dans toutes les villes de quelque importance, des liqueurs très variées ; mais les principaux centres de cette industrie sont : Lyon, Bordeaux, Paris, Marseille, Grenoble, la Côte-Saint-André, Voiron.

Bordeaux a ses anisettes, Marseille ses absinthes, Grenoble ses ratafias, la Côte son eau de noyau et son eau de la Côte, Voiron son china-china.

Lyon fait tout cela avec la plus grande perfection, en employant les produits indigènes et étrangers.

Cette ville exporte peu à l'étranger, mais elle a des voyageurs qui placent ses liqueurs par toute la France ; Marseille et Bordeaux sont les grandes fabriques pour l'exportation.

Phalsbourg, fait spécialement une eau de noyau qui jouit d'une grande réputation dans le Nord, Dijon fabrique principalement du cassis.

A Paris on fait de tout, mais les liqueurs que l'on y fabrique en plus grande quantité, sont, par ordre d'importance : le cassis, le curaçao, l'anisette.

Depuis quelques années on y fait le bitter, qui, dans beaucoup d'endroits, remplace le vermouth. On compte, soit à Paris, soit dans la banlieue, douze grandes fabriques et plus de cent petites ; elles fournissent les cinq sixièmes de la consommation parisienne et de quelques départements environnants.

Les liqueurs parisiennes sont faites pour être vendues à bas prix, aussi ne peuvent-elles pas avoir une grande réputation chez les gourmets. Le taux élevé des droits d'entrée et d'octroi sur l'alcool a fait une loi à cette fabrication d'employer le moins d'alcool possible. Ce n'est pas à dire que les liquoristes parisiens ne puissent fabriquer aussi bien que d'autres, mais les débitants qu'ils fournissent ne voudraient pas payer leur prix des produits supérieurs.

Il y a entre la fabrication lyonnaise et la fabrication parisienne une différence assez notable qui mérite d'être citée. Toutes les liqueurs ont pour base l'alcool, l'eau, le sucre, le jus, l'arome, l'esprit essentiel ou recteur des fruits, des plantes, des fleurs. La fabrique lyonnaise emploie 35 litres d'alcool à 85 degrés pour faire 100 litres de liqueurs; la fabrique parisienne emploie seulement 25 litres d'alcool à 85 degrés pour en obtenir la même quantité.

Les proportions de sucre varient partout, suivant la qualité de la liqueur que l'on veut produire.

La plus ou moins grande pureté de sucre est également variable; mais dans toutes les liqueurs fines on ne peut employer que les sucres les plus blancs et les meilleurs. La délicatesse des parfums, base essentielle de toute liqueur, dépend du choix des plantes et des fruits, et de l'habileté de celui qui les prépare.

Avant de passer à la nomenclature, disons

tout de suite, pour n'y pas revenir, que toutes les eaux et les crêmes sont blanches, que toutes les huiles sont blondes, colorées par le safran; les liqueurs roses ou rouges sont colorées par une teinture de cochenille.

Alkermès. — Cette liqueur a été inventée à Florence, à ce que l'on croit; c'est de là qu'en sont venus en France les premiers échantillons. L'alkermès est une des plus délicates liqueurs qui soient connues et l'un des excellents produits de la fabrique lyonnaise qui n'a pas de rivale en ce genre. Il a pour bases la vanille et la rose. La rose se distille, la vanille s'infuse, parce que son parfum léger s'évaporerait à l'alambic; la vanille est fort chère, et il faudrait une plus grande quantité pour obtenir une puissance aromatique égale.

Nous ne donnons que les bases principales, en prévenant le lecteur que la canelle, le girofle et la fleur d'oranger, quand ils ne sont pas bases principales, entrent comme assaisonnements dans toutes les liqueurs.

Angélique. — Cette liqueur se fabrique, tantôt avec les tiges, tantôt avec les racines de cette plante qui sert de base à plusieurs autres liqueurs.

Anis. — L'huile d'anis et l'anisette de Lyon, de Grenoble, sont préparées avec des anis de Thuringe, de Malte, des anis étoilés des Indes orientales, de Russie, de la Tartarie orientale, des îles Philippines et de Chine.

Bigarade. — L'eau de bigarade a pour base le parfum obtenu de la distillation du zeste de ce fruit, qui est une petite orange récoltée aux îles d'Hyères et en Provence.

Bitter. — Il a pour base le zeste de citron et la gentiane, et se boit mélangé et étendu d'eau.

Cannelle. — L'eau de cannelle est faite avec les parfums distillés de la cannelle et de la fleur de giroflier, appelée clous de girofle. Lyon et la Côte-Saint-André en sont les principales fabriques.

Cédrat. — L'eau de cédrat s'obtient du zeste de ce fruit ; elle est blanche, et le parfait amour n'en diffère que parce qu'il est coloré par la cochenille.

Chartreuse. — Il y a trois liqueurs de la Chartreuse : la verte, la jaune et l'élixir. Les bases de ces liqueurs sont, au dire de liquoristes de mérite, la coriandre et l'angélique, deux plantes fort communes, distillées comme toutes les autres plantes et additionnées de quelques parfums de mélisse et de menthe.

Le mystère dont on entoure la fabrication de ces liqueurs, qui passent dans le pays pour être composées de quinze ou vingt plantes alpestres, l'idée assez étrange de religieux qui se font liquoristes et négociants, ont donné la vogue à cette liqueur. Elle est, du reste, fabriquée dans d'excellentes conditions; elle est fort bonne, le débit en est considérable, et son prix est élevé bien au-dessus de celui qu'on lui attribuerait dans les fabriques ordinaires.

China-China. — C'est une liqueur très stomachique, digestive et légèrement purgative. A Voiron, à Grenoble, à Lyon, elle a pour base le quina, auquel les bons fabricants ajoutent des parfums dont le nombre ne s'élève pas à moins de trente-trois.

M. Duplais lui donne pour base principale,
la cannelle, accompagnée d'un sixième de
girofle et d'un sixième de muscade.

Curaçao. — Nous avons dit plus haut l'o-
rigine de cette liqueur; on la fabrique partout
en France, en assez grande quantité, mais
Lyon rivalise seule avec la Hollande. Les
liquoristes lyonnais lui donnent pour base
10 parties d'oranges amères et 4 parties d'o-
ranges douces. On n'emploie que le zeste de
ces fruits, qui doit être coupé extrêmement
mince, de manière à donner à la distillation
tout le suc et tout le parfum qu'il renferme.
On doit s'attacher en même temps à n'enle-
ver aucune partie de la pellicule blanche qui
tapisse l'intérieur de l'écorce, et qui apporte-
rait dans le parfum un élément nuisible.

Eau de la Côte. — Cette liqueur n'est autre que l'eau de noyau, mais très fine, très
parfumée, faite avec le plus grand soin; c'est
une des meilleures liqueurs de table. Elle
s'expédie généralement en bouteilles blanches.

Eau d'or. — Elle a pour base le citron, auquel est ajoutée une faible quantité de cannelle et de coriandre; on la colore avec du caramel et on y dépèce quelques feuilles d'or battu. C'est au commencement du XVIIIᵉ siècle que des distillateurs de Montpellier imaginèrent l'eau d'or, afin de n'avoir rien à envier aux anciens chimistes qui avaient fait l'or potable.

Framboise. — En outre de la liqueur qui porte son nom, la fambroise entre dans la composition de plusieurs produits; son parfum est extrêmement délicat. Comme la vanille, elle ne se distille pas, elle s'infuse.

Garus. — *Elixir de Garus.* — Liqueur très douce, très fine, mélange de myrrhe, d'aloès, de cannelle, de girofle, de noix muscade et de capillaire, due au médecin Garus qui l'imagina au commencement du siècle dernier.

FIN

TABLE DES MATIÈRES

IMPRIMERIE DE POISSY. — S. LEJAY ET C°

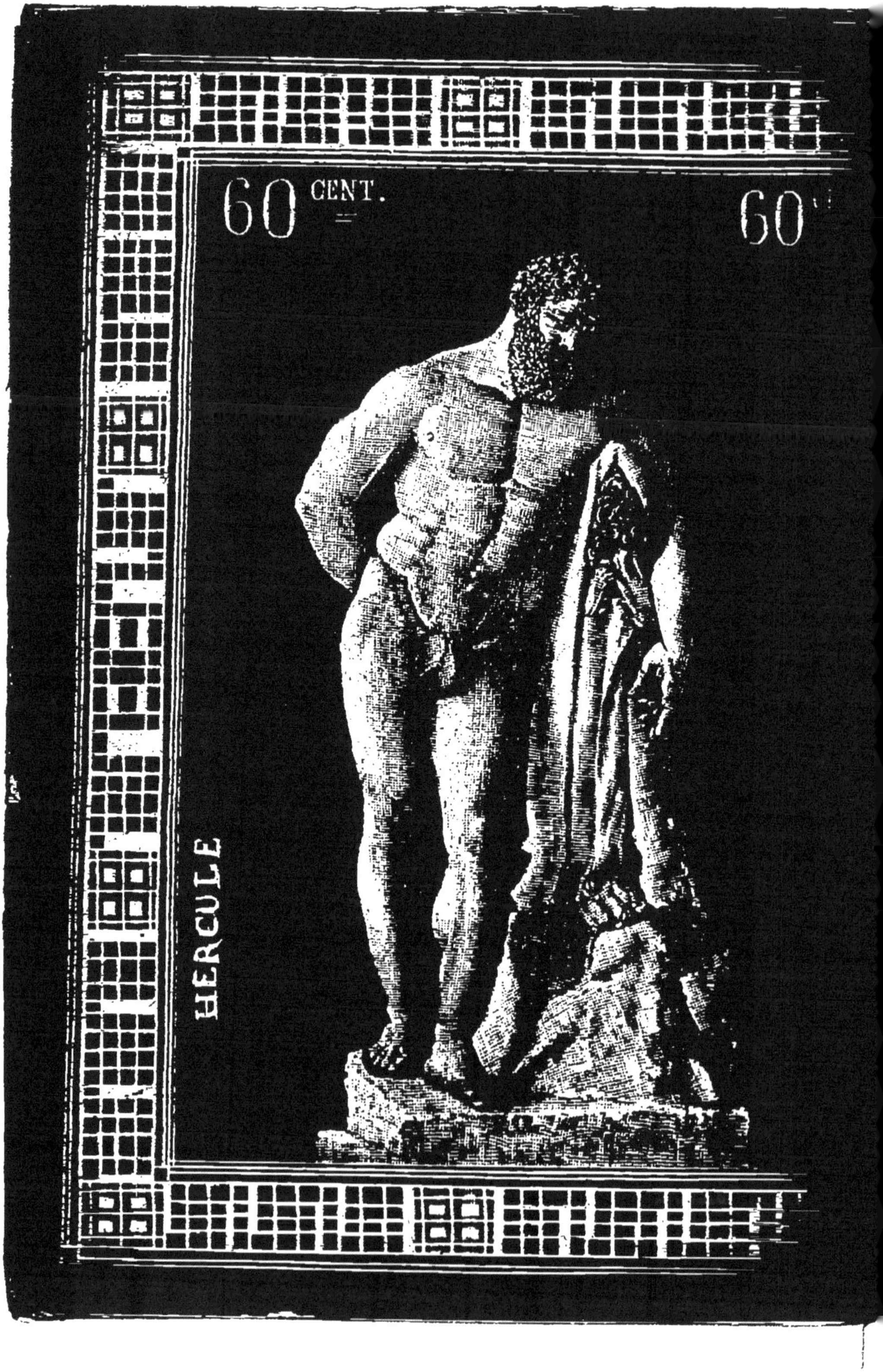

60 CENT.

60^c

HERCULE